浙派中医

树蕙编

浙派中医丛书·原著系列第一辑

清·魏祖清 著

林士毅 周坚 李青卿 滕依丽 校注

全国百佳图书出版单位
中国中医药出版社
·北京·

图书在版编目（CIP）数据

树蕙编/（清）魏祖清著；林士毅等校注 . —北京：中国中医药出版社，2021.8

（浙派中医丛书）

ISBN 978 – 7 – 5132 – 6970 – 4

Ⅰ . ①树…　Ⅱ . ①魏…　②林…　Ⅲ . ①中国医药学—古籍—中国—清代　Ⅳ . ① R2–52

中国版本图书馆 CIP 数据核字（2021）第 086049 号

中国中医药出版社出版

北京经济技术开发区科创十三街 31 号院二区 8 号楼

邮政编码　100176

传真　010-64405721

山东润声印务有限公司印刷

各地新华书店经销

开本 710×1000　1/16　印张 5　字数 53 千字

2021 年 8 月第 1 版　2021 年 8 月第 1 次印刷

书号　ISBN 978 – 7 – 5132 – 6970 – 4

定价　25.00 元

网址　www.cptcm.com

服 务 热 线　010-64405720

购 书 热 线　010-89535836

维 权 打 假　010-64405753

微信服务号　zgzyycbs

微商城网址　https://kdt.im/LIdUGr

官 方 微 博　http://e.weibo.com/cptcm

天猫旗舰店网址　https://zgzyycbs.tmall.com

如有印装质量问题请与本社出版部联系（010-64405510）
版权专有　侵权必究

《浙派中医丛书》组织机构

指导委员会

主 任 委 员 谢国建 肖鲁伟 范永升 柴可群

副主任委员 蔡利辉 胡智明 黄飞华 王晓鸣

委 员 郑名友 陈良敏 李亚平 程 林 赵桂芝

专 家 组

组 长 盛增秀 朱建平

副组长 肖鲁伟 范永升 连建伟 王晓鸣 刘时觉

成 员（以姓氏笔画为序）

王 英 朱德明 竹剑平 江凌圳 沈钦荣

陈永灿 郑 洪

项目办公室

办公室 浙江省中医药研究院中医文献信息研究所

主 任 江凌圳

副主任 庄爱文 李晓寅

《浙派中医丛书》编委会

总 主 编 盛增秀　朱建平　柴可群　江凌圳

副总主编 王　英　竹剑平　黄飞华　陈永灿

编　　委（以姓氏笔画为序）

丁立维　王　英　朱杭溢　朱建平

朱德明　竹剑平　庄爱文　刘　珊

刘时觉　江凌圳　安　欢　孙舒雯

李荣群　李晓寅　吴小明　吴苏柳

余　凯　沈钦荣　宋捷民　宋琳奕

张水利　陈　峰　陈　博　陈永灿

林士毅　金　瑛　周　坚　郑红斌

俞建卫　俞承烈　施仁潮　柴可群

徐光星　高晶晶　黄飞华　黄风景

盛增秀　程志源　傅　睿

学术秘书 庄爱文　李晓寅　余　凯　丁立维

总　序

　　浙江位居我国东南沿海，地灵人杰，人文荟萃，文化底蕴十分深厚，素有"文化之邦"的美誉。就拿中医中药来说，在其发展的历史长河中，历代名家辈出，著述琳琅满目，取得了极其辉煌的成就。

　　由于浙江省地域不同，中医传承脉络有异，从而形成了一批各具特色的医学流派，使中医学术呈现出百花齐放、百家争鸣的繁荣景象。其中丹溪学派、温补学派、钱塘医派、永嘉医派、绍派伤寒等最负盛名，影响遍及海内外。临床各科更是异彩纷呈，涌现出诸多颇具名望的专科流派，如宁波宋氏妇科和董氏儿科、湖州凌氏针灸、武康姚氏世医、桐乡陈木扇女科、萧山竹林寺女科、绍兴三六九伤科，等等，至今仍为当地百姓的健康保驾护航，厥功甚伟。

　　值得一提的是，古往今来，浙江省中医药还出现了为数众多的知名品牌，如著名道地药材"浙八味"，名老药店"胡庆余堂"等，更是名驰遐迩，誉享全国。由是观之，这些宝贵的学术流派和中医药财富，很值得传承与弘扬。

　　有鉴于此，浙江省中医药学会为发扬光大浙江省中医药学术流派精华，凝练浙江中医药学术流派的区域特点和学术内涵，由对浙江中医药学术流派有深入研究的浙江中医药大学原校长范永升教授亲自领衔，凝心聚力，集思广益，最终打出了"浙派中医"这面能代表浙江省中医药特色、优势和成就的大旗。此举，得到了浙江省委省政府、省卫健委和省中医药管理局的热情鼓励和大力支持。《中共浙江省委省人民政府关于促进中医药传承创新发展的实施意见》中提出要"打造'浙派中医'文化品牌，实施'浙派中医'传承创新工程，深入开展中医药文化推进行动计划。加强中医药传统文献研究，编撰'浙派中医'系列丛书"。浙江省中医药学会先后在省内各地多次举办有关"浙派中医"的巡讲和培训等学术活动，气氛热烈，形势喜人。

浙江省中医药研究院中医文献信息研究所为贯彻习近平总书记关于中医药工作的重要论述精神和浙江省委省政府《关于促进中医药传承创新发展的实施意见》，结合该所的专业特长，组织省内有关单位和人员，主动申报并承担了浙江省中医药科技计划"《浙派中医》系列研究丛书编撰工程"，省中医药管理局将其列入中医药现代化专项。在课题实施过程中，项目组人员不辞辛劳，在广搜文献、深入调研的基础上，按《浙派中医丛书》编写计划，分原著系列、专题系列、品牌系列三大板块，殚心竭力地进行编撰。目前首批专著即将付梓，我感到非常欣慰。

我生在浙江，长在浙江，在浙江从事中医药事业已经五十余年，虽然年近九秩，但是继承发扬中医药的初心不改。我十分感谢为首批专著出版付出辛勤劳作的同志们。专著的陆续出版，必将为我省医学史的研究增添浓重一笔；必将会对我省乃至全国中医药学术流派的传承和创新起到促进作用。我更期望我省中医人努力奋斗，砥砺前行，将"浙派中医"的整理研究工作做得更好，把这张"金名片"擦得更亮，为建设浙江中医药强省做出更大的贡献。

葛琳仪

写于辛丑年孟春

注：葛琳仪，国医大师、浙江中医学院原院长

前　言

　　"浙派中医"是浙江省中医学术流派的概称，是浙江省中医药学术的一张熠熠生辉的"金名片"。近年来，在上级主管部门的支持下，浙江省中医界正在开展规模宏大的浙派中医的传承和弘扬工作，根据浙江省卫生健康委员会、浙江省文化和旅游厅、浙江省中医药管理局印发的《浙江省中医药文化推进行动计划》（2019—2025 年）的通知精神，特别是主要任务中打造"浙派中医"文化品牌——编撰中医药文化丛书，梳理浙江中医药发展源流与脉络，整理医学文献古籍，出版浙江中医药文化、"浙派中医"历代文献精华、名医学术精华、流派世家研究精华、"浙产名药"博览等丛书，全面展现浙江中医药学术与文化成就。根据这一任务，2019 年浙江省中医药研究院中医文献信息研究所策划了《浙派中医丛书》（原著、专题、品牌系列）编撰工程，总体计划出书 60 种，得到浙江省中医药现代化专项的支持，立项（项目编号 2020ZX002）启动。

　　《浙派中医丛书》原著系列指对"浙派中医"历代文献精华，特别是重要的代表性古籍，按照中华中医药学会 2012 年版《中医古籍整理规范》进行整理研究，包括作者和成书考证、版本调研、原文标点、注释、校勘、学术思想研究等，形成传世、通行点校本，陆续出版，尤其是对从未整理过的善本、孤本进行影印出版，以期进一步整理研究；专题系列指对"浙派中医"的学派、医派、中医专科流派等进行系统地介绍，深入挖掘其临床经验和学术思想，切实地做好文献为临床服务；品牌系列指将名医杨继洲、朱丹溪，名店胡庆余堂，名药浙八味等在浙江地域甚至国内外享有较高知名度的人、物进行整理研究编纂成书，突出文化内涵和打造文化品牌。

《浙派中医丛书》从2020年启动以来，得到了浙江省人民政府、浙江省卫生健康委员会、浙江省中医药管理局的大力支持，得到了浙江省内和国内对浙派中医有长期研究的文献整理研究人员的积极参与，涉及单位逾十家，作者上百位，一个共同的心愿，就是要把"浙派中医"这张"金名片"擦得更亮，进一步提高浙江中医药大省在海内外的知名度和影响力。

2020年，我们经历了新冠肺炎疫情，版本调研多次受阻，线下会议多次受到影响，专家意见反复碰撞，尽管任务艰巨，但我们始终满怀信心，在反复沟通中摸索，在不断摸索中积累，终于在春暖花开之际，原著系列第一辑刊印出版，为今后专题系列、品牌系列书籍的陆续问世开了一个好头。

科学有险阻，苦战能过关。只要我们艰苦奋斗，协作攻关，《浙派中医丛书》的编撰工程，一定能胜利完成，殷切期望读者多提宝贵意见和建议，使我们将这项功在当代，利在千秋的大事做得更强更好。

《浙派中医丛书》编委会

2021年4月

校注说明

魏祖清，清代医家，生卒年不详。字东澜，号九峰山人，浙江金华汤溪镇人，世业医，自幼随父迁居丹阳。其医术精湛，望色听声，如见五脏；所制膏丹，名闻京师；医德高尚，所游历淮、楚、闽、越间，储药以饲贫乏。著有《树蕙编》《卫生编》《村居急救方》《保产机要》《千金方翼注》等。

《树蕙编》成书于清乾隆戊辰（1748）年，全书共一卷，分为修德、调元、药饵、及期、避忌、护养、保婴、置妾、受胎总论、补遗十篇，是阐述求嗣之专著。作者有感于当时求嗣方书每多用助阳暖宫之药误人，故搜集古今种子名论方药，又结合他自己的临床实践编撰成书，全书所载方剂 44 首。本书内容精要实用，学术思想鲜明，对现代防治不孕症及提高生育质量都有较高的学术价值。

《树蕙编》现存版本只有清光绪五年（1879）丹阳魏树蕙堂刻本，现存于上海中医药大学图书馆，故此次整理以此刻本为底本。

按照中华中医药学会发布的《中医古籍整理规范》（2012 年）进行整理，校勘采取"四校"（对校、本校、他校、理校）综合运用的方法，一般以对校、他校为主，辅以本校，理校则慎用之。现将具体校注原则说明如下：

1. 原书为繁体竖排版，现改为简体横排，并进行现代标点。原方位词"左""右"均径改为"上""下"，不出校。

2. 繁体字、异体字、古字、俗写字统一改为标准简化字，不出校记。对通假字保留原字，并出注说明。

3. 凡改动底本文字，一律出校记。原文中因形近而误的字，如"己""已""巳"不分，"曰""日"不分，今据文意径改。

4. 原书中不规范的药名予以径改，不出校记。如"硃砂"改为"朱砂"、"兔丝子"改为"菟丝子"等。而对约定俗成的中药名不予改动，如补骨脂之称"破固纸"等。

5. 原书引用他人论述，每有剪裁省略，凡不失原意者，一般不予改动，不出校记。

6. 对于难读难认的字，采取拼音和直音相结合的方法标明，对无浅显的同音汉字，则只标拼音。

7. 原文有脱文或模糊不清难以辨认者，则以虚阙号"□"按脱字数一一补入。如无法统计字数的，则用不定虚阙号"☑"补入。

8. 按野生动物保护法规定，书中虎骨等药现已不用。为保持古籍原貌，均予以保留。

9. 原书目录只为每篇大标题，本次整理，根据正文内容重新统一编排目录。

由于校注者水平有限，校注中存在的缺点和错误，敬请同道指正。

校注者

2021 年 4 月

树蕙^①编序

　　魏君东澜，恂恂^②儒者，发未燥^③即慨然以济世为念，格^④于力，其志弗就去学医，古今医家言皆息心研究，尤邃于羲文^⑤、河洛^⑥之学。阴阳翕辟^⑦，倏忽^⑧变化，以及山川之所以流峙，草木之所以荣枯，无不抉幽摘髓，而通其理于医。君于此道，可谓三折肱^⑨矣。所游历淮、楚、闽、越间，储药以饲贫乏，达官长者靡不倒屣而迎^⑩，有所馈赠应手辄散，萧然旅橐^⑪止载得山经地志以归，家无担石^⑫弗问也。余

---

　　① 树蕙：种植香草，喻修行仁义。《楚辞·离骚》曰："余既滋兰之九畹兮，又树蕙之百亩。"

　　② 恂（xún 旬）恂：温恭之貌。《论语·乡党》曰："孔子于乡党，恂恂如也。"《论语集解》注曰："恂恂，温恭之貌。"

　　③ 发未燥：毛发未干，喻稚气未消。

　　④ 格：推究。

　　⑤ 羲文：伏羲氏和周文王的并称。伏羲画八卦，文王作卦辞，二者为易学之祖先。

　　⑥ 河洛：指河图和洛书。《易经·系辞上》曰："河出图，洛出书，圣人则之。"河图与洛书是中国古代流传的两幅神秘图案，是汉族文化之源，太极、阴阳、五行、八卦，易经术数皆可追源至此。

　　⑦ 翕（xī 西）辟：开合，启闭。《易经·系辞上》曰："夫坤，其静也翕，其动也辟，是以广生焉。"

　　⑧ 倏（shū 书）忽：副词，很快地、忽而间。《吕氏春秋·决胜》曰："倏忽往来，莫知其方。"

　　⑨ 三折肱：代指良医。北宋·黄庭坚《寄黄几复》诗曰："持家但有四立壁，治病不蕲三折肱。"

　　⑩ 倒屣（jī 鸡）而迎：倒穿鞋子出来迎接宾客，喻热情诚意迎接宾客。屣，泛指鞋。

　　⑪ 橐（tuó 陀）：口袋。

　　⑫ 家无担石：形容家里没有存粮，喻家境困难。十斗为一石，两石为一担。

少长于君，订交日久。迩年来君为其尊人卜兆^①于吾邑之东郊，岁时展省^②，因得数数见。出所辑《树蕙编》质余，反复寻绎，为之击节叹赏^③不置，虽恒言而切中乎理，是家人六二之吉^④也，是厘降沩汭^⑤之旨也，是关雎^⑥始之而螽斯^⑦、麟趾^⑧应之也，是正位乎内正位乎外，而非仅如卜社征兰之兆^⑨也。三千之《礼》归于敬^⑩，三百之《诗》蔽于无邪^⑪。呜呼！生民之本，万化之原，备于是矣。余重君之学，技也进乎道^⑫矣，故亟序之如此。至其处心厚，立品端，好行隐德以利济斯

---

① 卜兆：占卜以确定墓地。兆，墓地。

② 展省：省视坟墓。

③ 击节叹赏：打着拍子赞赏，形容对人的行为、言论、诗文、技艺等十分赞赏。

④ 六二之吉：形容完美、吉祥。复卦爻辞曰"六二，休复，吉。"六二爻是复卦之临卦，临是督导、监临，复之临是说在回复中要监临，从而使回复变得好起来，从而达到美好、吉祥的状态。

⑤ 厘降沩汭（wéi ruì 为瑞）：舜为平民时，以德行获帝尧的信任，尧不但将权力禅让与舜，更以二女下嫁于舜。《尚书·尧典》载：尧"厘降二女于沩汭，嫔于虞"。厘降，谓能以高尚品行下帝女之心也。沩汭，地名，舜所居之地，在山西省永济市蒲州南。

⑥ 关雎：《诗经》的首篇，出自《诗经·国风·周南》，描写了一个青年对一位容貌美丽姑娘的爱慕，是我国爱情诗歌的始祖。

⑦ 螽斯：昆虫名，旧时用于祝颂子孙众多。《诗经·周南·螽斯》云："螽斯羽，诜诜兮。"

⑧ 麟趾：喻子孙昌盛。南朝·齐王融《三月三日曲水诗序》云："族茂麟趾，宗固盘石。"

⑨ 征兰之兆：典出《春秋左传正义》卷二十一，郑文公有一贱妾名燕姞，梦见天使赠兰花给她为子，后竟应梦，生穆公，名之曰兰。后以征兰谓生子之预兆。

⑩ 三千之《礼》归于敬：谓《礼记》的思想核心精髓在于敬重、敬爱、恭敬、敬畏。《宋书·傅隆传》云："原夫礼者，三千之本，人伦之至道。故用之家国，君臣以之尊，父子以之亲；用之婚冠，少长以之仁爱，夫妻以之义顺；用之乡人，友朋以之三益，宾主以之敬让。"

⑪ 三百之《诗》蔽于无邪：谓《诗经》的思想核心精髓在于纯正、纯真、纯洁。语出《论语·为政》，子曰："诗三百，一言以蔽之，曰思无邪。"蔽，概括。无邪，纯正、纯真、纯洁。

⑫ 技也进乎道：当某项技艺达到巅峰后，便接触到了"道"的境界，即天地规律。《庄子·养生主》云："臣之所好者道也，进乎技矣。"清·魏源谓："技可进乎道，艺可通乎神。"

世，世固有被其泽者，咸心识之，余不复赘。

时在戊辰立秋日巴山王步青题于后村书屋

自　叙

　　礼始于谨夫妇①，所以承祖考②、广后嗣，乃身世之重且大者。虽曰天命，而人事存焉。尽人事则可以言天，人事未尽而听之天，非能知命者也。夫天地之机生生不息，而患气乘之，或有时阻滞，如日月有薄蚀，山川有崩竭之类是也。圣人者出，则教以修省，运以干济③，而七政齐，高山奠，大川通，谓非修人事而裁成辅相乎？昔者神农尝百草，黄帝、岐伯制方药，历代名家祖述阐明，而医学大备。彼岂能保民无夭札，六气之行无有淫厉？只欲尽人补天，体好生之意以广生耳。至于男女孕育，乃先天真一之灵萌于情欲之先，绢缊④乐育之气触于交

　　① 礼始于谨夫妇：语出《礼记·内则》，"夫妇之礼，唯及七十，同藏无间。"孔疏云："夫妇唯至七十同处居藏，无所间别，以其衰老，无所嫌疑故也。"是以夫妇之间，因有男女之事而常无别，故有礼以谨于夫妇之间，使内外而有别。《内则》又云："为官室，辨外内。男子居外，女子居内，深宫固门，阍寺守之，男不入，女不出。"圣人制礼如此，非所以别男女，实借以正夫妇之道也。
　　② 祖考：祖先。《诗经·小雅·信南山》云："祭以清酒，从以骍牡，享于祖考。"
　　③ 干济：谓办事干练而有成效。《儒林外史》第八回："南昌知府员缺，此乃沿江重地，须才能干济之员。"
　　④ 绢缊：指天地阴阳二气交互作用的状态。《易·系辞下》："天地绢缊，万物化醇；男女构精，万物化生。"孔颖达疏："绢缊，相附著之义，言天地无心，自然得一，唯二气绢缊，共相和会，万物感之，变化而精醇也。"高亨注："绢缊借为氤氲，阴阳二气交融也。"

感之后，紫阳真人①谓在生身受气之初，朱文公②亦谓禀于有生之初。不知其然而然者，审斯言也似非人事所得参，又岂药饵所能与？但孕育本于精血，精血本于神气，神气本于心志。倘起居不节、饮食不慎、药饵妄进，甚者纵淫欲、伤七情，更极而役心志于歧邪还③薄④之中，则神气何由定、精血何由足？其不孕不育也固然是焉，得尽诿之天哉？且人生一气耳，太极动而生阳，静而生阴。太极，理也；阴阳，气也。阴阳由于太极则理可帅气。自人可格天，虽日月、星辰、山川、河岳，一切万物之化生不外乎是，而又何有于男女之生育为？戊辰夏日，偶叙话及此，友人颇然余说，并嘱余辑书广布，复促之再四。因博采方书，取其醇者以为编。但书成仓卒，恐择焉未精，语焉未详，是望仁人君子，以广生为念，增之、损之、削之、正之，使天下男无不父、女无不母，而尽人以合天者，生生不已之机，讵⑤有涯哉？

乾隆戊辰中元日九峰山人魏祖清书于润州茅氏有香草堂

---

①紫阳真人：张伯端（983—1082），道教全真道南宗紫阳派祖师，字平叔，号紫阳，尊为紫阳真人，北宋临海人。著《悟真篇》等。

②朱文公：即朱熹（1130—1200），字元晦，一字仲晦，号晦庵，晚称晦翁，谥文，亦称朱文公。祖籍南宋徽州府婺源县（今江西省婺源），出生于南剑州尤溪（今属福建省尤溪县）。南宋著名的理学家、思想家、哲学家、教育家、诗人，儒学集大成者，世尊称为朱子。

③还：围绕。

④薄：通"迫"。《说文通训定声》："薄，假借为迫。"

⑤讵：岂，怎。

凡　例

　　——是集专为乏嗣而设，但遍检方书，每多助阳暖宫之药，类乎房术而不能推详根本，故受害者比比。余有感于斯，因搜罗古今名论、方药，列为八条，逐段申明。达者能遵而行之，自有凤毛麟趾之瑞。

　　——丸膏等方系参考先贤，并出枕中之秘。每方中药味制法细加详慎，注明于下。但恨肆中药物多伪，又被粗工炮制草率，屡屡贻误不浅。凡药必选道地精良，制必按法周到，务须亲自检点，切勿委之粗工以误方药。如五子衍宗丸古称神良，必须择吉日，忌鸡犬，虔诚修合，故而取效。今有不效者，乃不虔制故也。

　　——补养、调经、保婴等方皆以艰于后嗣为重，其余他症故不采录。设有他患临时延请，明哲医士随机应变，投剂自无差误，勿以此书缺略为嫌。

　　——近日形家①每言祖先误葬水蚁之处，故而乏嗣。其事容或有之，然安葬年久万不可动移，惟能修德行善，则惟德动天，可挽造化，又何兆之不吉、何嗣之不广也？

----

　　① 形家：旧时以相度地形吉凶，为人选择宅基、墓地为业之人，也称堪舆家。

目 录

一、修德

　　《易传》曰：天地之大德曰生。孟子曰：人皆有不忍之心。盖天地以生物为心，人生天地间，能以生物之心为心，所谓德也。德非外至，吾心生生之理也。如六经及四子书所载，次如《太上篇》所言，种种善心善事，自我施之、自我知之，而勿计其报与否，乃谓之德。若行与心违，或一端偶合，一时偶发，不能念念事事，始终无间，俱不可谓之修德。诚能时时发善心、行善事，则吾之心一天地之心，生生之理，操之在我，何患乎不生子也？然又必夫妇同心积德，如周之有姜女、有太任、有太姒、有邑姜，阴阳合德，内外修善而复世济其美①，乃谓积德。《易》云：积善之家，必有余庆。以生理合天心，岂有不生子者耶？故集内列为第一。

　　修德莫如悔过，过而不悔，则累其德矣。祷之于天，不若反求诸己，反身不诚则获罪于天。此无子之报也，戒之戒之。

　　修德铭②曰：民之有生，宗祀攸系。不生不育，人道乃熄。

---

　　①世济其美：后代继承前代的美德。《左传·文公十八年》曰："世济其美，不陨其名。"孔颖达疏："世济其美，后世承前世之美。"

　　②修德铭：下文可见于明·万全《广嗣纪要·修德篇第一》，个别字有出入。

天不弃人，惟人自弃。厥^①动匪彝^②，自来祸戾。无高不摧，无升不坠。盛衰相乘，四时之序。积善之家，庆流不匮。栽之培之，造化之秘。

---

①厥：掘。《山海经·海外北经》："相柳之所抵，厥为泽溪。"注：抵，触也；厥，掘也。

②匪彝：违背常规的行为。匪，非。彝，常、常规。

二、调元

天地之间，一气而已，气盛则万物生焉。春夏之交，元气方盛之际也，万物发生，资始流形，含弘广大，天地之精神何如乎？其命于人，气以成形，精神随气以凝焉，故气盛则生子。子者气也，即吾气之有余而滋息耳。《礼》云：三十而壮，有室。盖自婴乳而三十，气盛矣，精神完矣，至是有室，不亦宜乎？今之人童年斵丧[①]，淫纵无节，以致精神枯耗，气日消损，安望其生子乎？积阴德以培其本，固元气以完其精，何患乎不生子也耶？夫元气之固，一言以蔽之曰寡欲。盖寡欲则积气储精，待时而动，故曰寡欲多男子。所谓欲者，凡心有所动即是欲。心主血而藏神，肾主精而藏智，心神外驰则精气内乱，焉有静一清宁之气缊缊其间？夫人而知寡欲，不但色欲宜节，凡可动心者，更须一切禁止。凡心动则火炽，火炽则神疲，神疲则精滑，而元气之消损由之。尝见人素苦无子，而欲心竟不能节，何惑之甚也？诚致思焉，不幸而无子，此身之外尽属他人，富贵何益哉？但寡欲甚难，常人初用工夫，莫若忍之。忍字以刃加心上，此心知欲之害人而能忍，一如刃之斩绝绝乎物，欲虽未绝，而其寡可必矣。大

---

① 斵（zhuó 酌）丧：摧残、伤害，特指因沉溺酒色以致伤害身体。

凡心之营谋攻取，皆谓之欲，皆可以耗元气，而色欲之斩伐尤甚。故云上士异床，中士异被。又云服药千剂，不如独卧一夕。彼营营色欲而不能忍者，火气与精神耗散渐尽，甘自弃身命，以绝子息，不甚愚乎？又有挟阴术而称古圣之奇方，服春药而害生民之真性，尤为可畏，最宜戒之。夫吾人一身，攻之者众。内而喜怒哀乐，外而暑湿风寒，皆戕身之斧斤也！平日不忍此身为多欲贼害，善自调摄以养之，身既充盈，血气强壮，精神完固，何患乎不生子耶？调摄之要，功在心肾。夫人之受胎，初生肾，天一生水也；次生心，地二生火也。肾主藏精，心主藏神，仙家配以坎离二卦，坎为中男，离为中女。善摄生者，行止坐卧念念不放固守丹田，调摄其精神，远色欲、息思虑、少嗔怒、去烦恼、戒躁暴、节饮食、慎起居，则肾水上升，心火下降，坎离自然交媾，在内之男女既合，而在外之男女自蕃矣。

名医罗天①益云：某年春，桃李始华，适遇雪厚数寸。有一园叟，令举家击树堕雪，焚草于树下。是年本园大熟，而他处萧然。观此，则天地之气尚可以人力转移，况于人身乎？在善调摄而已。

善摄生者，贵有交养之方。尝观富贵之人反多乏嗣。盖富多纵欲而伤精，贵每劳心而损神。要知肾精妄泄，常因火迫使然；心火上炎，亦由水之弗制也。且人年三十以往，精气渐减，不但饮食男女之欢足以损败，一与物接，则视听言动皆足以耗散神气，而况役志劳心，七情六郁复攻之以众欲乎？是以或伤精，或

---

①天：原作谦，据明·俞桥《广嗣要语·总论》改。罗天益，字谦甫，元代医家学，学医于李杲，尽得其术，整理刊出了多部李杲著作，对传播"东垣之学"起到了重要作用。代表著作《卫生宝鉴》。

劳神，有一于此，而不知节，非所以保天和而广嗣胤也。

袁了凡[1]先生曰：种子有聚精之道五。

一曰寡欲。肾为精之府，凡男女交接，必扰其肾，肾动则精血随之而流。外虽不泄，精已离宫。未能坚忍者，必有真精数点，随阳痿而溢出。此其验也，故贵乎寡欲。

二曰节劳。夫精成于血，不独房室之交损吾之精，凡日用损血之事皆当深戒。如目劳于视，则血由视耗；耳劳于听，则血以听耗；心劳于思，血以思耗。随事节之，则血得其养，而与日俱积矣，故贵乎节劳。

三曰息怒。主闭藏者，肾也；司疏泄者，肝也。二脏皆有相火，其系上属于心。心，君火也。怒则伤肝而相火动，动则疏泄用事，闭藏不得其职，虽不交合，亦暗流潜耗矣，故贵乎息怒。

四曰戒酒。人身之血各归其舍则常凝，酒能动血，人饮酒则面赤、手足俱红，是扰其血也。血气既衰之人，数月无房事，精始厚而可用。设使一夜大醉，精随薄矣，故宜戒酒。

五曰慎味。精不足补之以味，浓郁之味，不能生精。惟恬淡者能补精耳。盖万物皆有真味，调和胜，真味失矣。不论腥素，淡煮得法，自有一段冲和恬淡之气益人肠胃。《洪范》论味而曰：稼穑作甘。世物惟有五谷得味之正，但能淡食谷味，最能养精，故宜慎味。

夫形者，精神之舍宇也；气血者，精神之父母也。男子养其气以输其精，积精以全其神，人身赖此，以为根蒂。盖能恬淡怡

---

①袁了凡：初名表，后改名黄，字庆远，又字坤仪、仪甫，初号学海，后改了凡，浙江嘉善人，明代著名思想家。其著《了凡四训》融会禅学与理学，强调从治心入手的自我修养，流行一时，影响甚广。

养，毋耗毋伤，乃可以全精神。今人但知养其外，不知养其内。养其外者，养其口体者也。以酒肉浓艳为滋补，以佚药①为舒情，绝不知养内之道。薄滋味、守精神，实为育子之法。古人养其内者，养其心肾也。更能薄其滋味，不妄作劳，故精与神俱，则多寿而有子。

---

① 佚药：兴阳之药。佚，放荡、放纵。《一切经音义》卷五引《苍颉篇》云："佚，荡也。"

三、药饵

孟子曰：养心莫善于寡欲。此生育至要之言也。苟心慕少艾①，纵欲无度则精竭，精竭则少而不多。且精竭于内，则阳衰于外，痿而不举，举而不坚，坚而不久，岂能输其精乎？不惟无子，而且有难穷之害也。

求子之道，男子贵清心寡欲以养其精，女子贵平心定意以养其血。何也？盖男子之形乐者气必盈，志乐者神必荡，不知安调则神易散，不知全形则盈易亏，故精常不足，不能至于溢而泻也，此男子贵清心寡欲以养其精也。女子之性偏急而难容，情媚悦而易感，难容则多怒而气逆，易感则多交而沥枯，气逆不行，血少不荣，则月事不以时下，此女子所贵平心定气以养其血也。

王肯堂先生曰：严寒之后必有阳春。是知天地之间不收敛则不能发生，自然之理也。今人既昧收藏之理，纵欲竭精以耗真气，及其无子，既云气弱，又谓精寒，妄投燥热之剂，而真元愈耗矣，安得而有子？大抵无子之故，不独在女子，亦多由男。房劳过度，施泄太多，精气如水，或冷如冰，及思虑无穷，皆难有子。盖心主神，有所思则心驰于外，致君火伤而不能降；肾主

_____

① 少艾：年轻美丽之女子。《孟子·万章上》："知好色，则慕少艾。"东汉·赵岐注："少，年少也；艾，美好也。"

智，有所劳则智乱于中，俾肾亏而不能升。上下不交，水火不媾，而能生育者无有也。

今之求嗣者，不知滋养真元之旨，喜服辛热之药，以致阳火蕴隆，阴水干涸，祸及其身，岂止胎毒贻于子也。

夫男精女血混合成胎，子形肖于父母者，其原固有所自。然则求子者，男当益其精而节其欲，使阳道之常兴；女当养其血而平其气，使月事以时下。交相培养，有子之道也。

《易》曰：男女媾精，万物化生。夫男子阳道之坚强，女子月事之时下，应期交接，妙合而凝，未有不孕育者也。然男子阳道之不强，由于肾肝之不足也。凡痿而不起，起而不坚不振，皆肾肝不足。又有交接之时，其精已泄，流而不射，散而不聚，冷而不热，此神内乱，以气不足也。凡有此者，各随其脏气不足而补之。其药勿杂，其交勿频，其动以正，其接以时，则熊罴之梦[①]、麒麟之子[②]可计日而待矣。

男人无子之弊大略有三：一曰精寒，二曰痿弱，三曰易泄。精寒者宜温补，痿弱者宜扶助，易泄者宜收涩。至于妇人，专以经之准否验其病之有无，如经不调，慎勿妄接，养以待时可耳。

诸方列于下。

水火既济丸

种子之秘，必心肾双补，然后有获。今人至晚年无子，皆

---

① 熊罴之梦：生男之兆。典出《诗经·小雅·斯干》："大人占之，维熊维罴，男子之祥。"郑玄释曰："熊罴在山，阳之祥也。"熊罴为猛兽，具有阳刚之性，故古人认为梦见熊罴为生男之兆。罴，熊的一种。

② 麒麟之子：喻子将大富大贵，长大必将成为杰出之才。在中国传统文化中，麒麟与凤、龟、龙共称为"四灵"，是神之坐骑，是仁兽、瑞兽。

责于肾，以肾主精，精旺则孕成故也。殊不知肾主相火，心主君火，一君一相，本于天成，君宁相服，精血乃生。盖心之所藏者神，神之所附者血，血之所患者火也。火欲萌而火动，火动则血沸腾，而元神虚耗不能下交于肾，肾水虚寒，精因而妄泄。所以然者，由心火一动，则相火翕然[1]从之，相火既动，则天君亦瞀扰而不宁矣，是以心肾有相须之义。此方并治多惊悸、少精血、怔忡、健忘、遗精、滑泄、阳痿、阴虚、盗汗、劳热、目昏、耳鸣、头眩、烦躁、腰膝酸痛，诸症悉皆治之。

怀熟地酒煮极熟，四两　怀山药炒，三两　山萸肉酒蒸，二两　枸杞子酒洗，二两　虎胫骨酥炙，一两五钱　人参去芦，乳蒸，一两五钱　酸枣仁炒熟，二两　柏子仁去壳，捣膏，一两　白茯苓人乳浸透，三两　鹿角霜二两　鹿角胶酒溶，二两　天冬去心，一两五钱　厚黄柏盐水炒褐色，一两五钱　辽五味酒洗，一两　龟板胶酒化，一两五钱　川牛膝酒洗，一两五钱　麦冬去心，一两五钱　肉苁蓉酒洗，去鳞甲蒸，一两五钱　菟丝子青盐水淘净烘干酒煮出丝，一两五钱　辰砂研极细，甘草煎汤飞去夹石，一两　紫河车一具，微洗去积血，酒煮极烂，捣膏，头胎者佳

炮制修炼，率如其度。上共细末，炼蜜为丸如桐子大。每服百丸，空心淡盐汤下。命门火衰，精气寒冷，附子汤下；小便频数，便后遗滴不尽，破固纸[2]同益智仁煎汤下；盗汗自汗，黄芪汤下；阴虚发热，地骨皮汤下；咳血吐血，藕汁汤下；小便溺血，阿胶当归汤下；遍体酸麻，淡酒下。忌葱、蒜、萝卜、鲤鱼、雀、鸽。

---

[1] 翕然：一致貌。《汉书·杨敞传》：“官殿之内翕然同声。”
[2] 破固纸：补骨脂别名。固，一般写作“故”。

扶阳种子奇方

治命门火衰，阳事痿弱，易泄不固。

鱼鳔切碎，麸炒成珠，一斤　生地酒浸，三两　熟地三两　人参去芦，三两　鹿角霜三两　韭子微焙，二两　萸肉酒洗，四两　当归酒洗，四两　胡桃肉另研，连皮，三两　枸杞酒洗，三两　青盐去泥，三两　沙苑蒺藜隔纸焙，三两　大雄鸡肝三个，不下水，酒浸一宿，捣泥

共末，蜜丸。每服百粒，空心盐汤下，忌同前方。

腽肭脐^①丸

种子神品，得之京口蔡将军，后传数家服之皆验。细拟^②其方，系斑龙、七宝、还少、补心、归脾、大造等方参合而用，药味中和，不用桂附，诚为阴阳兼补，五脏均调，服之屡验不诬也，珍之。

腽肭脐取雄肾一具，用白桑皮、楮实子、山楂、麦芽、神曲、故纸各三钱，黑芝麻、黑豆各一合，共八味，水酒一升，煎好。用竹刀刮去脐上膜，放药汤浸洗净，入瓷瓶，加好酒，重汤煮烂，石臼杵匀，拌药内。尚有交骨两块用酥炙，研末亦拌药内，酒汁亦拌药内　巨胜子^③五两，酒洗，分四处，一用黑芝麻，一用糯米，一用白芥子，一用车前子，同炒拣出诸药　川黄连二两，分四处，一用吴萸汁炒，一用木香汁炒，一用姜汁炒，一用酒炒

---

① 腽肭脐：海狮科动物海狗和海豹科动物海豹雄性的阴茎和睾丸，具有补肾壮阳、益精强壮等功效。

② 拟：揣度，推测。《说文·手部》："拟，度也。"段玉裁注："今所谓揣度也。"

③ 巨胜子：即胡麻子，功能润燥滑肠、滋养肝肾。《神农本草经·上品·胡麻》载："胡麻，味甘平，主伤中虚羸，补五内，益气力，长肌肉，填髓脑，久服轻身不老。一名巨胜。"

冬白术五两，分四处，一用神曲炒，一用土炒，一用麸炒，一用枳壳炒，去药　人参去芦，五两　天冬去心，五两　麦冬去心，五两　虎胫骨酥油炙，一具　白当归酒洗，五两　怀山药炒，五两　鹿角胶蛤粉炒，五两　沙苑蒺藜隔纸焙，五两　熟地黄大者九蒸九晒，五两　甘枸杞酒洗，五两　白茯神人乳拌蒸，四两　大远志去心，甘草汤炒，二两　菟丝子漂净酒煮，四两　巴戟天去心，酒浸蒸，四两　肉苁蓉酒洗，去鳞膜，炒，五两　净枣仁炒，二两　柏子仁去油，五两　石菖蒲忌铁，微炒，二两　五味子微焙，二两　鹿角霜五两　白茯苓乳拌三次，五两　山萸肉烘干，二两　嫩鹿茸去骨酥炙，一对　何首乌黑豆拌蒸九次，八两　肥牛膝酒焙，四两　怀生地酒洗，竹刀切，铜锅焙，五两

上为细末，炼白蜜五斤，鲜河车二具，如法制，捣千杵为丸。每服三钱，空心淡盐汤下。戒房事四十九日。

一称金

此方获授白玉蟾①祖师，专治心虚脾弱肾水有亏，劳热骨蒸，腰膝痿痛。久服添精益髓，保元种子，大有奇效。

怀熟地用顶老生地四两，以绢袋盛，白茯苓、橘红各二钱，砂仁一钱，先水后酒煮一昼夜，再入生姜自然汁十茶匙，再煮以极烂为度，捣膏入药，和茯苓末同蒸　白茯苓用三两为细末，水飞净二两，乳拌，晒干五次，为末，用地黄捣和一处，糯米饭上蒸　菟丝子水淘去浮者不用，用青盐一钱和水浸出丝，好酒煮一昼夜，捣成饼，一两五钱　五味子酒洗，酸浆水浸，晒干，一两五钱　山萸肉酒浸，糯米饭上蒸，二两　当归身酒洗，一两五

---

① 白玉蟾：字如晦、紫清，号海琼子、武夷散人，南宋人，祖籍福建闽清，生于琼州琼山。为道教金丹派南五祖之一，内丹理论家，著有《玉隆集》《上清集》《武夷集》《道德经章句注》等。

钱　干山药微炒，二两　枸杞子酒洗，盐水拌炒，一两五钱　酸枣仁去壳，炒熟，一两　拣麦冬去心，二两　厚杜仲盐水拌炒断丝，一两五钱　肥天冬去心，二两　川牛膝酒洗去芦，一两五钱　柏子仁去油，捣膏，一两　人参去芦，二两　甜石斛酒煮膏，四两和药

　　共末，炼蜜丸梧子大。每服百丸，空心滚水下，忌同前方。

龟鹿丸

　　东垣家传，固真育子，屡试屡验。兼疗梦遗、精滑。

　　沙蒺藜盐水焙，四两　覆盆酒浸，二两　莲蕊阴干，四两　芡实二两　人参乳拌蒸，二两　鹿胶酒溶，二两　龟胶酒溶，二两　萸肉酒蒸，三两　枸杞酒洗，二两　龙骨煅，童便淬，五钱

　　共为细末，炼白蜜和丸如桐子大。每服三钱，空心淡盐汤任下，忌同前方。

五子衍宗丸

　　男服此药，添精补髓，疏利肾气，不问下焦虚实寒热，服之自能平秘。旧称古今第一种子方，有人世世服此药，子孙蕃衍遂成村落之说。

　　甘州枸杞子酒洗，八两　辽五味子打碎，二两　覆盆子酒洗，四两　菟丝子酒煮捣饼，八两　车前子扬净，二两

　　上各药，俱择道地精良者晒干，共为细末，炼蜜丸梧桐子大。每服空心九十丸，上床时五十丸，白沸汤或盐汤送下，冬月用温酒送下。修合日，春取丙丁巳午，夏取戊己辰戌丑未，秋取壬癸亥子，冬取甲乙寅卯。忌师尼鳏寡之人及鸡犬六畜见之。不依虔制，罔效。

螽斯①丸

治阳事痿弱，精冷精清，易泄不射，有效。

当归身酒洗　肥牛膝酒洗蒸　川续断去芦，酒洗　巴戟天去心，酒蒸　肉苁蓉酒洗，去鳞甲并心膜　厚杜仲去粗皮，姜汁炒断丝　菟丝子酒煮　枸杞子酒洗　山萸肉酒蒸　芡实　怀山药微焙　柏子仁研净油如粉。以上各一两　熟地黄二两　破故纸黑芝麻炒　益智仁去壳，盐水浸　五味子以上各半两

以上十六味各如制，研细末，秤定和匀，炼蜜丸梧桐子大。每五十丸，空心食前酒下。

三才育嗣丸

此药不寒不热，得其中和，如一阳初动，万物化生，服之百日功效自见。

枸杞酒洗，五两　天冬去心，二两　麦冬去心，二两　生地二两　熟地二两　沙苑蒺藜纸上焙，三两　萸肉酒蒸，二两　五味子蒸，一两　菟丝子饼如前制，三两　人参一两五钱　当归酒洗，二两　覆盆酒浸蒸，三两　杜仲炒，二两　青盐五钱　巴戟去心，酒浸蒸，二两　金樱子五斤，去核刺，长流水三十五碗，熬耗其半，去渣再炼膏

择壬子日，以金樱膏加炼蜜丸梧子大。每九十丸，空心淡盐汤下，冬月温酒下。

---

① 螽（zhōng 中）斯：即蝈蝈。《诗经·螽斯》篇以螽斯之多而成群，喻子孙之众多。本方借用此名，谓其服药之后，后代自然繁衍众多之意。

健阳丹

治阳痿不坚，多致乏嗣，每惑于邪术，以桂附辛热为内补，以蟾酥雅片①为外助，阳未兴而内热已作。玉茎虽劲，顽木无用，而受其害者莫悔。无如此方神妙，有益无损。

熟地黄四两　巴戟天酒浸，去心，二两　补骨脂青盐水炒，二两　仙灵脾去刺，酥炙，二两　阳起石云头雨脚②者，煅，另研水飞，一两　原蚕蛾二十对，如无，以桑螵蛸代之，用一两炙

以上合阴之数，依制为末，炼蜜丸如梧子大。每服三十丸，空心温酒送下，验后不可恃此恣欲，戒之。

广成丸

此方系太和山异人所传，其药助精，降火孕子。年未四十，精力尚健，因上焦多火不举子者，服之无不奇效。

白果一斤，冬至后取长样生者名佛手果，去衣心，切研，晒干为末，四两　又用白果一斤，以白矾一两，用水注于瓶中，将白果去心皮，同矾水煮熟，取出晒干，为末，四两　甘州枸杞十二两，拣绝好红透者，以好酒拌匀，蒸熟，晒干，如此者九蒸九晒为末，六两　怀山药为末，三两　肥牛膝六两，去芦，以酒拌，九蒸九晒为末，四两

共为细末，糯米粉打糊为丸。外用青盐三两，注瓷罐中，使

---

① 雅片：即鸦片。用罂粟果实中的乳状汁液制成的一种毒品。

② 云头雨脚：《本草纲目·石部·阳起石》谓阳起石："以云头雨脚，轻松如狼牙者为佳。"《本草蒙筌·石部·云母》也云："阳起石，有云头雨脚及鹭鸶毛者尤佳。"云头雨脚是传统赏石的一个审美用词。云头，指石头如云朵，多为飘浮团状或片状，蓬松饱满感，又难见其根；雨脚，形容石如雨落，小而快或细而密，有悬直、坠落感，又没见其脚。

水煮过，以化为度。临服药时，先将青盐汁置半匙于舌上，后将白滚水吞药八九十丸。

养荣膏

延年育子，润肌美颜。

人参二两　当归身酒洗，三两　怀山药三两　北杏仁去皮尖，三两　核桃肉连皮，四两　牛骨髓五两　蜂蜜一斤四两

上药五味，石臼捣，罗为细末，复以牛髓和而捣之，又炼蜜和捣为膏，入瓷罐内以蜡纸封固其口，放汤锅内煮透，撮米罐上，以米熟为度。每日清晨男女俱服四五匙，久则自然孕胎。此方乃近岐王氏所传，五十无子，服之得五，即后年近八十。且传多人，无不验者。

二神育子丹

能令阳气坚满，直射子宫。

人参一钱五分　白当归一钱

以上二味研为细末，用雄猪腰子一个，切为两半，去血与筋膜净，将腰内花为细纹，用前药掺上，合为一个。以豆腐皮一张，水湿包裹，外以湿草纸又包，放灰内，稍远用炭火炙之候熟。清晨用酒数杯食之，每三日用一次，共用数次，立效。寻常用之更妙。

十全保元酒

保和元气，滋养五脏，益精壮力。

怀牛膝去芦　厚杜仲酒炒，去丝　枸杞子去枯　当归身　破故

纸盐水炒研　熟地黄以上各四两　圆眼肉去核，四两　核桃肉连皮捣，四两　红枣肉去核，八两　建莲肉去心，四两

以上共浸酒内，要无灰好酒①，冬用细酒②，夏用烧酒③，酒用三十斤，固精不倦。

人参　苁蓉酒洗，去鳞　枣仁炒研，各三钱

每晚煎服，入房有益。

调经

妇人经事不调，即难受孕，纵使受之，亦不完固。盖女子二七而天癸至，任脉通，太冲脉盛，月事以时下，上应月之盈亏。应其期则平，失其期则病。

先期者，血热也，四物加芩、连之类；过期者，血虚也，四物加白术、参、芪之类；经水紫黑色及成块者，血热也，四物加芩、连之类。若见肾肝脉迟微，小腹疼痛者，属寒，四物加姜、桂之类；将行而作痛，血实气滞也，四物加醋炒莪术、延胡索、木香之类，或四物加桃仁、红花、香附之类；行后而痛者，气血俱虚也，八珍汤；经行不止，四物加阿胶、地榆、炒荆芥之类。

四君汤

人参　白术　茯苓　甘草

---

① 无灰好酒：是发酵类酒中黄酒的佳品。古传发酵酒控制酸碱度，以石灰为之。在酿酒时，遇酸碱度适中，无须再加石灰，即称"无灰酒"。

② 细酒：古代称精酿原酒、酒头或老酒、好酒为"细酒"。有"细酒肥羊""小壶细酒同君醉""举杯邀月品细酒"之说。

③ 烧酒：指各种透明无色的蒸馏酒，一般又称白酒。《本草纲目·谷四·烧酒》："烧酒非古法也。自元时始创其法……近时惟以糯米或粳米或黍或秫或大麦蒸熟，和曲酿瓮中七日，以甑蒸取。其清如水，味极浓烈，盖酒露也。"

二陈汤

半夏　茯苓　陈皮　甘草

八珍汤

即四君合四物是也。

四物汤

当归身酒洗，三钱　大白芍酒炒，二钱　真川芎酒洗，一钱　生
地黄酒洗，四钱

加姜一片、红枣五枚，空心服。加减依前。

玉钥启荣丸

治女子无他疾，经事调匀，容颜不损，但久无胎孕。

人参去芦　云茯苓乳拌　甜白术米泔浸，饭上蒸　细甘草炙　当
归身酒洗　真川芎酒蒸　白芍药酒炒　熟地黄　没药去油另研　藁
本去芦，酒蒸　粉丹皮酒洗　赤石脂煅，另研　延胡索酒炒　白芷酒
洗　白薇酒浸。以上各一两。除石脂、没药另研外，诸药晒干，共为细末，
一十五两　香附子去皮毛，米醋浸三日，炒干，为细末，一十五两

上药一十六味，重罗①极细，炼蜜丸梧桐子大，瓷器中封
固，每服五十丸，空心温酒或白汤送下，以干物压之，待月事调
匀，受娠为度。

----

① 重罗：器具名，即细罗筛。

育子附归丸

女服此药调经养血、安胎顺气，不问胎前产后、月事参差、有余不足，诸症悉皆治之，殊益胎嗣。

真阿胶蛤粉炒成珠　蕲艾叶去筋梗，醋煮干　当归身肥大者，酒洗，去芦　真川芎去芦　怀熟地黄极大者　白芍药肥长者，酒拌炒。以上各二两　香附子赤心者去毛，杵成米，水醋各淹一宿，晒焙干，一十二两

上为极细末，用大陈石榴一枚，连皮捣碎，东流水三升，熬去渣，打面糊为丸梧桐子大。每服百丸，空心陈米醋点沸汤下。

神效黑附丸

专治妇人久无子而经事不调及数堕者，服之可立致效。

香附子一斤，要北方香附米去毛净者，分作四分。一分好酒浸，一分米泔浸，一分童便浸，一分醋浸，各浸一日夜　艾绵四两，要洁净无细梗及尘，用醋三大碗同香附子一处煮干，石臼内约杵三千下，以烂为度，捻如饼子只钱样厚大，用新瓦炭火焙干，捣烂为末　熟地黄以酒浸一宿，饭上蒸过，二两　白茯苓一两　当归身酒浸一宿，一两　人参去芦净，一两　真川芎一两　木香五钱，用广南者佳　上等徽墨火煅醋淬，一两

上九味，各为细末，醋糊为丸如梧桐子大。每服五十丸，空心好酒下。此方乃闻人道者所传。

加味养荣丸

此方女人服之有孕，且无小产之患，素有热者宜之。

熟地黄酒浸，二两　大白芍酒浸煨，一两五钱　当归身酒浸，二两

人参一两　白茯苓乳蒸，一两　甜白术饭上蒸三次，二两　细甘草炙，五钱　黄芩酒炒，一两五钱　香附醋炒，一两五钱　麦门冬去心，一两　阿胶炒珠，七钱　贝母去心，一两　陈皮去白，一两　黑豆大者炒去皮，四十九粒　真川芎酒洗，一两五钱

上为细末，炼蜜丸如梧桐子大。每服七八十丸，食前空心盐汤、温酒任下，忌食诸血。

仁斋艾附暖宫丸

兼治带下白浊，腹痛虚寒。

香附子用醋五升，以瓦罐煮一昼夜，捣饼，慢焙干，六两　官桂味如肉桂而甜者真，五钱　蕲艾叶去枝梗，醋煮，三两　吴茱萸去梗，盐汤泡　真川芎酒洗　大白芍酒炒　嫩黄芪蜜炙，各二两　川续断酒洗，一两五钱　当归身酒洗，三两　生地黄酒炒，二两

共为细末，上好米醋糊丸梧桐子大。每服五七十丸，淡醋汤食远下。修合宜壬子日，或天德、月德、益后、续世、生气日[1]，精选药材，至诚修合方验。

加味济坤大造丸

妇人服之，益气血、温子宫，种子奇方也。

紫河车一具，必须壮盛妇人头胎者佳，银簪挑去紫筋，水洗去血尽，用砂罐隔箅四五根，用童便、酒水各三碗封固，勿泄气，煮极烂，同药捣成饼，日晒夜露七日夜余，汁渗干为度　紫石英火煅，淬醋内，另研如尘，

---

[1] 天德月德益后续世生气日：命理星相术中婚嫁产孕的吉日。天德，示一生吉利，荣华富贵；月德，示心地善良，祥和健康；益后，喻对以后有益；续世，喻继承祖志，绵延永续；生气，则是生机勃勃，气象更新。

水飞，一两五钱　真蕲艾去筋根，醋浸透，蒸，二两　人参二两　当归身酒洗，四两　熟地黄四两　山药炒，二两五钱　白芍药酒炒　川芎酒洗。各一两五钱　粉丹皮酒洗，一两五钱　枸杞酒洗，二两　香附童便浸七日，醋炒，四两　泽兰叶酒洗，一两　白术土炒，二两五钱

以上十四味共为末，炼蜜为丸。空心温酒下六七十丸。如不用酒，滚水下。

麟趾丸

治行经腹痛，或有癥瘕积块，过期色紫不鲜，并妾婢众多，其情抑郁不舒，经多不调难孕者。此方最妙，不须更服他药。

熟地酒煮，三两　茯苓乳拌五次，三两　川芎酒洗，二两　秦艽酒洗，一两　人参三两　木香七钱五分　鳖甲醋炙，二两　真阿胶炒珠，四两　好徽墨煅红，醋淬，三两　砂仁五钱　条芩酒炒，二两　胡黄连一两　大香附刮去黑皮，切片，二十一两。分为七处，每份重三两。一分当归三两，用酒煎汤乘热投入浸；一分莪术二两，用童便煎汤浸；一分乌药二两，河水煎汤浸；一分川芎、元胡各一两用酒煎汤浸；一分丹皮一两五钱，艾叶去筋一两五钱，用米泔煎汤浸；一分三棱、柴胡各一两同煎汤浸；一分红花、乌梅各一两，盐水煎汤浸

每浸春三日、夏二、秋七、冬十日足，取出香附晒干，同群药为末，以各汁合为一处，量打陈米糊为丸如梧子大。空心好酒送下三钱，勿令间断。忌葱、蒜、萝卜。服此药宜节欲，候经调之后，一度有孕，经止受胎，不必再服。

简便种子奇方

松脆白色硫黄二十两，研细听用。黄豆一斗，淘净，浸胖磨

之，不去渣，入锅煮熟，仍将盐卤点花如常做豆腐样。再用小麦一石与豆腐花、硫黄共入大缸拌匀，取出晒干听用。以大雄鸡二只，雌鸡十只，俱一齐饿半日，却与前小麦喂之，俟鸡生蛋，不拘顿煮，男妇空心同食之，直至有孕则止，受胎定是男喜。

四、及期

袁了凡先生曰：天地生物，必有缊缊之时；万物化生，必有乐育之候。猫犬至微，将受孕也，其雌者必狂呼而奔跳，以缊缊乐育之气触之，不能自止耳。此天然之节候，生化之真机也。凡妇人一月，经行一度，必有一日缊缊之候，于一时辰间，气蒸而热，昏而闷，有欲交接不可忍之状，此的候也。此时逆而取之则成金丹，顺而施之则成胎孕。

夫男子之精神既固，女人之经事已调，则种子乃其时也。经到之日，男女各宜宁静，勿饮酒，勿劳心劳力，勿大怒，清心息虑，惟寄心神于呼吸之间。候经尽之时，方行夫妇之事。盖谓男子阳精充实，适值女子经后，血海虚静，子宫正开之际，而能受胎。

诀云：三十时辰两日半，二十八九君须算。落红将尽是佳期，金水过时空撩乱。撩乱之时枉用功，树头树底觅残红。解得花开能结子，何愁丹桂不成丛。

解曰：一日十二时，二日半总三十时。盖妇人月信来，止有两日半，假如初一日子时月信来，数到初三日巳时是也，当此算落红将尽，乃是二十八九时也。佳期指月信方尽也，乃金水才生，妙合太和之候。若过此时，子宫已闭，而不能受孕矣。

论虚实：他虚我实效乾坤，以实投虚是的真。总是两家皆寡欲，佳期要值始相亲。

解曰：男寡欲则实，女寡欲则虚，又值落红将尽，佳期如鼓琴瑟①，后彼先施，阳精先至而阴血后来，则血裹精而乾道成男；阴血先至而阳精后冲，则精裹血而坤道成女。结胎之后，更不可扰乱，再若妄交，胎亦动摇，即至子生必多胎疾。

诀云：从兹相暂别，牛女隔河游。二月花开发，方知喜气优。好事当传与，才言莫妄绸。

此言种子之后，男子别寝，不可再交。盖精血初凝，恐再冲击也。故古者妇人有娠，即居侧室以养胎气。二月即次月也，前月经行，协期种玉，次月经止不行，是有孕矣。当此之时，胎教之法不可不讲。常使听好言、见好事、闻诗书，操弓矢、淫听邪色不可令其闻见也。

---

① 琴瑟：古乐器名，比喻夫妇，后更喻夫妻间感情和谐。《诗经·周南·关雎》曰："窈窕淑女，琴瑟友之。"《诗经·小雅·常棣》曰："妻子好合，如鼓瑟琴。"

五、避忌

夫求嗣者，上承祖宗，下启后裔，诚非细故①。故为父母者，须斋戒沐浴，择吉日而后事，宜天朗气清，子时之后则生子上寿聪明。其言子时，不必求之刻漏，只以自己睡熟而醒，神气清爽，即自己之活子时也。仙经云"莫向天边寻子午，身中自有一阳生"是也。

宜天德月德，天月德合，三合六合，益后续世诸吉日。宜旺相日，春甲乙寅卯，夏丙丁巳午，秋庚辛申酉，冬壬癸亥子。

凡交接最忌酉戌亥三时，天地至此而人消物尽，人身至此而精竭神疲，所生之子，必多夭折。

——忌大寒，大暑，大风，大雨，雷电虹霓，天地晦冥，日月薄蚀，晦朔弦望，月煞②月破③，二社④三伏⑤。

---

① 细故：细小而不值得计较的事。

② 月煞：命理学中之凶日。《广圣历》曰："月煞者，月内之杀神也。其日忌停宾客、兴穿掘、营种植、纳群畜。"

③ 月破：命理学中之凶日，有破败之意。《星历考原》曰："月破者，月建所冲之日也。"曹震圭曰："大耗者，月建击冲破散之辰也。"

④ 二社：指春社与秋社，是祭祀社神（土地神）的节日。春社为立春后第五个戊日，秋社乃立秋后第五个戊日。

⑤ 三伏：初伏、中伏、末伏的统称，是一年中最热的时节。伏，表示阴气受阳气所迫藏伏地下。

——忌四绝日，立春、立夏、立秋、立冬俱前一日是。四离日，春分、秋分、夏至、冬至俱前一日是。

——忌男女本命日，甲子庚申日，五月五日，春秋冬丙丁日。

——忌三元^①五腊^②，神佛诞日，神圣祖先像前，火光星月之下。

——忌神力劳倦，疾病初愈，大醉，大饱，大饥，悲忧怒恐。

女子经至，若有所犯，夫妇折寿受殃，生子恶怪难存。

① 三元：道家有三官，谓天官、地官、水官，天官赐福，地官赦罪，水官解厄。三官的诞生日分别为农历的正月十五、七月十五、十月十五，这三天被称为"上元节""中元节""下元节"。

② 五腊：即天腊、地腊、道德腊、民岁腊、侯王腊的合称。道教认为凡此五腊日，宜为修斋、祭祀先祖。《云笈七签》卷三十七云："正月一日名天腊，五月五日名地腊，七月七日名道德腊，十月一日名民岁腊，十二月节日名侯王腊。此五腊日并宜修斋并祭祀先祖。"

六、护养

胎妊既成，此后切忌妄交。盖儿在胎中，受母之气，母气足则儿气足，若妄交一度，则母必输精以应，则儿缺一日之养矣。况淫火著于胞胎，即成毒火，百病皆从此生，夭于痘者，往往由是。为人父母，独不能忍一时之欲，而遗其子终身之害乎？且胎系胞中，气血养之，静则神藏，欲火一动则精神走泄，火扰于中则胎堕矣，可知欲最当忌也。

女子平日固当调摄，至于有胎之后，尤宜防护。故云：怀孕妇人，性宜宽缓，目不邪视，耳不邪听，坐安行稳，口不恶味，时时亦欲小劳，运动气血，则筋骨百脉流通，而后易产也。又云：欲子美好须佩白璧，欲子贤良宜看诗书，寒暑必慎，饮食调匀，思怒减少，不可过劳，不可乱服汤药，不得负重登高临险，不睡热炕，南方火箱亦然，不可仰卧星月下及当风坐卧沐浴，不饮酒，不食黏硬难化之物，不食煎炒炙煿并葱蒜姜椒辛辣等物。

堕胎每在三月居多，五月七月间或有之。惟一月堕胎，人所不知。盖一月属肝，怒则多堕，洗下体则窍开亦堕。一次既堕，肝脉受伤，下次亦堕。今之无子者，大半一月堕胎，非尽不受孕也。故及期交接之后，最宜将息，勿复交接以扰子宫，勿劳怒，勿牵重，勿洗浴，多服滋养药，则无一月之堕而胎固矣。

今之孕妇，好逸恶劳，喜静懒动，含羞娇养，以致气血不行，产育多难，皆自误也。

孕一月名始膏，二月名始胚，三月名始胎。当胚膏之始，真气方遇，如桃花凝聚，其柔脆易伤也。食必忌辛辣，恐散其凝结；味必稍甘美，欲扶其柔脆。二气既凝，如泥在钧，如金在镕，惟陶冶之所成。养气于母，所以养其形；食味于母，所以养其精。形精为滋育，气味为根本，故天之五气、地之五味。母食之，而子又食之，以此充乎形质，滋乎胎气。母寒亦寒，母热亦热，母饱亦饱，母饥亦饥。因虚而感，随感而变。膏粱之家，纵恣口腹，暴怒淫欲，饮食七情之火，钟①之于内，胎气受之，怯者即变为病，壮者毒不即发，而痘疹疮惊，胎祸于后焉。故胎前不可不慎为调摄，务使气血和平，则百病不生。若起居饮食调养得宜，绝嗜欲，安养胎气，则虽感别证，无大害也。

妊娠诸忌

鲤鱼同鸡子食令子成疳、成疮。食犬肉令子无声。食兔肉令子缺唇。食鳖令子短项。食冰浆令子堕。食茨菇消胎气。食雀肉令子不耻。食羊肉令子多病。食子姜令子多指生疮。食螃蟹令子横生。食鸡肉同糯米令子生虫。鳝鱼同水鸡食令子瘖哑。食驴马令子过月难生。不食无鳞鱼。菌大毒不可食。

转女成男法

受妊之后，用弓弦一条，绛囊盛，带妇人左臂近肩，垂系腰

---

① 钟：集聚。《玉篇·金部》："钟，聚也。"

下，满百日去之。

又雄黄三五两一块，绛囊盛，带左边。

又用斧一把置产妇床下，系刃向下，勿令人知。

又法，取雄鸡尾尖上毛三茎，潜安妇人卧席下，勿令知。

又取夫发及手指甲，潜安卧席下，勿令知。

以上依行一二可矣，不必尽用。

验胎散

经脉不行已经三月，疑而未确，以此试之。

川芎为末二三钱，空心艾叶煎汤调下。觉腹内微动则有胎也，若服后一日不动，非胎，则系经滞也。

保生汤

治妇人经后不行，身无病似病，精神如故，恶闻食气，或但喜食一物，或大吐清水，此名恶阻，切勿作他病治。

人参一钱五分　白术土炒　陈皮　香附醋炒末　乌药各二钱　甘草炙五分

作一剂，生姜三片，煎服。恶心呕吐加半夏、竹茹各一钱。

加味芎归汤

治妇人惯于小产，小产多在三五七月。如向来是三个月者，须于二个半月服，过三个月而止。五七个月堕者，亦如此法服之。

川芎　当归酒洗　黄芪蜜炙　黄芩酒炒　茯苓　香附童便炒　白术土炒。各一钱　川断八分　陈皮　阿胶蛤粉炒　桑寄生要真者，

酒洗　甘草炙。各五分　砂仁去壳研，每一月用一分，按月添加
姜二片、大枣一枚，食远服。

安胎饮

治妇人怀孕，不问几个月日，但觉胎气不安，腰腹微痛，饮食不美，此汤主之。

白术土炒　白芍酒炒　熟地　当归各一钱　川芎　黄芩酒炒人参　陈皮各五分　砂仁研　甘草　紫苏各二分

上作一服，加生姜一片，水煎温服。

集验方

治妇人胎动不安及下血。

艾叶醋炒　阿胶　川芎　当归各三钱　甘草一钱

上水四钟①，煎取二钟，去滓，纳胶令化，分三服，一日用。

保胎丸

治屡经堕胎，久而不育，预服有效，已过七个月者不必☐②

吕祖临乩 ① 保产奇方

当归酒洗，一钱五分　川芎一钱五分，夏用一钱　厚朴姜汁炒，七分　蕲艾五分　川贝去心，研，一钱　荆芥穗八分　黄芪蜜水炒，八分　枳壳麸炒，六分　羌活六分　菟丝子酒炒，研，一钱四分　甘草五分　白芍酒炒，一钱二分，冬月用一钱

加生姜三小片，水二碗，煎八分，空心服。足月之时先服二三剂，分娩时急煎一服吃下，不惟催生，抑且可保横生、逆生等难产。其分两要准，药料要真，其效如神。

治妇人胞水早行、胎涩二三日不下者

猪肝数两　白蜜一钟　好酒　麻油各一钟

同煎，面东服之，加纹银一块更妙。

黄金散

治难产二三日不下者，服之如神。因屡验广以济人，不敢私秘。

真金箔大者五片，小者七片

以小瓷钟，将水少许，去纸，入金在内，用指研匀，后再添水至半钟。一面先令一人扶产妇虚坐，又令一妇人用两手将大指按定产母两肩上肩井穴肩上陷中，是穴，将前药温服，其胎即下，乃催生圣药。如产未足，又能安之。

---

① 乩（jī 机）：占卜以问吉凶。

治逆生方

蛇蜕一条　蝉蜕洗，十四个　胎发洗净，一毬①

各烧灰为末，服二钱，酒调下。连进二服，仰卧霎时即产。

生化汤

凡有孕至七八月者，预制两三贴。至胞衣一破，速煎一贴，候儿下地即服。不论正产、小产，虽少壮产妇平安无恙，亦宜服两贴，以消血块，生长新血。

川芎四钱　当归酒洗，八钱　甘草炙，五分　桃仁去皮，研，十粒
干姜炒黑，存性，四分，冬用倍之

水二钟，煎七分，和酒六七茶匙，稍热服，渣并后贴再煎，两贴共②三煎，要在一两个时辰内，未进饮食之先，相继煎服。因下焦恶露未尽，服多而频，则速化而骤长新血，自免晕症。

---

①毬（qiú 球）：为古代游戏用品，以皮为之，中实以毛，足踢或杖击为戏。后泛指球形的物体。《说文新附》："毬，鞠丸也。"

②两贴共：原脱，据《宁坤秘籍·卷中》"生化汤"条下、《验方新编·卷二十·妇科产后门》"生化汤论"条下补。

七、保婴

小儿初生，不可剪脐带，三朝用面和水调成薄饼，置儿腹，穿脐带于面上，将蕲艾火灸脐带近脐处，或三炷，或五七炷，灸须下帐避风。灸毕仍将脐带扎好，听其自脱。至七日方脱者，元气足也。

小儿初生即以粉甘草三钱切片，江西淡豆豉三钱，入沸汤一碗，隔水煮至一二小杯，以绵为团，蘸药入儿口吮之，以尽为度，腹内有声，去胎粪数次，方饮乳，月内永无惊风诸病。

凡儿生下，每日夜时将清汤或苦茶蘸软绵搅儿口内，如齿边有白点，即以指爪破，或细针挑破，取桑树内汁滤清涂之，永无惊风撮口之患。如能用前三方，小儿月内必无伤者。

小儿五宜

——小儿初生下地，先浓煎黄连甘草汤，急用软绢或丝绵包指，蘸药抠出口中恶血。倘或不及，即以药汤灌之，待吐出恶沫方与乳吃，令出痘稀少。

——初生三五日，宜绷缚令卧，勿竖头抱出，免至惊痫。

——乳与食不宜一时混吃，令儿生疳癖痞积。

——宜用七八十岁老人旧裙、旧袄改小儿衣衫，至儿有寿。

虽富贵之家，切不可新制苎丝绫罗缎绒之类与小儿穿，不惟生病，抑且折福。一月内亲友宴会，不宜宰杀，亦以邀福也。

——儿生四五个月，止与乳吃。六个月以后方与稀粥哺之。周岁已前，切不可吃荤腥并生冷之物，令儿多疾。若二三岁后，脏腑稍壮，才与荤腥方好。

大抵小儿之病有三：一曰禀赋不足，二曰胎毒，三曰乳食所伤。盖禀赋不足者，羸父弱母，精耗血虚，胞胎之气既亏，血肉之躯先损。既生之后，目无精采，啼声不扬，颅发稀，皮薄肉软，齿久不生，行坐过迟者，皆禀赋不足之病也，宜补肾地黄丸主之。胎毒者，父饵壮阳之丹，母饮暖宫之药，交接无度，淫火猖狂，饮食不忌，膏粱内变，令儿受之，丹瘤、疮疹、惊痫、脐风、盘肠内吊之病作矣，宜保婴解毒丸主之。乳食所伤者，小儿肠胃脆薄，乳食过多，难以传化，而父母溺于护爱，惟恐饿之，食以肥甘生冷，遂致宿食成疾，久积成癖，而吐泻、疟疾、肿胀、腹痛、疳虫之病生矣，宜肥儿丸主之。

八味地黄丸

治禀赋不足，肾气虚弱，骨髓枯竭，囟大头缝不合，体瘦语迟，行步多艰，齿生缓者。

怀山药去黑皮　山萸肉酒拌，润蒸软，去核取肉，焙干　熟地黄酒洗，焙干。各五钱　鹿茸蜜涂炙，酒浸炙亦可　川牛膝酒洗焙。各四钱　牡丹皮去心，洗净　白茯苓去皮。各三钱　泽泻二钱

上锉焙研为细末，炼蜜丸如麻仁大。每服十五丸，或二十五丸至三十五丸，空心温盐汤下，温酒亦佳。

保婴解毒丸

治胎热、胎惊、胎黄、脐风、丹熛^①、疮疹，一切胎毒。

甘草半生以解毒，半熟以温中　黄连去芦，解毒泻火。各五分　辰砂水飞，镇惊解毒，二分　黄柏去皮，蜜水炒，泻阴火，三分

共为细末，腊雪水杵，和为丸如芡实大。未周岁者半丸，周岁者一丸，灯心煎汤化下。

肥儿丸

树蕙编

34

健脾胃，进饮食，消积滞，杀疳虫，补疳痨，长肌肉，乃保婴之第一方也。

人参去芦，三钱　白术坚白者，去芦炒，五钱　橘红五钱　白茯去皮，四钱　甘草去皮，炙，二钱　青皮四花者，去穰炒，三钱　缩砂二钱五分　木香二钱五分　山药去皮，炒，五钱　莲肉去皮心，五钱　神曲炒，三钱　山楂蒸取肉，三钱　使君子去壳，三钱

共研为极细末，用生荷叶包，粳米煮熟，去荷叶，将米杵烂，以净布扭出，再煮成糊，为丸如麻仁。每服二十五丸，或三十五丸至五十丸，陈仓米炒熟煎汤，不拘时服。

又歌诀

养子须调护，看承莫纵驰。

乳多终损胃，食重自伤脾。

衾厚诚无益，衣单正所宜。

---

①丹熛：丹毒一类的病症。《素问·至真要大论》："少阳司天，客胜则丹胗外发，及为丹熛疮疡……"

无风频见日，寒暑顺天时。

每因过暖成病，盖腠理开则易感风寒、惊痰等病作矣。

预解痘毒方

腊月梅花，采将开者，晒干为末，炼蜜丸。未出痘儿，可与三四服，加朱砂尤妙。

稀痘方

小儿脐带落后，安净瓦上，用炭火炙干，止令烟尽，勿令成灰。取出碗覆地上，出火气，为末，即以乳调服，日后出痘自稀。

异授终身不出天花神方

大麻子①拣肥白者，去壳，三十六粒　麝香要真者，五厘　朱砂透明者，一钱

将朱砂、麝香二味同研细，然后入大麻子一处，共研极细成膏子。于五月五日午时，搽小儿头顶心、前后心、两手心、两脚心、两手湾、两腿湾、两脚窝，通共十三处，俱要搽到，不可缺少，搽如钱大，勿使药有余剩。搽完不可洗动，听其自落。本年搽过一次，出痘数颗；次年端午再搽一次，出痘一二颗；再次年端午又搽一次，永不出痘。如若未过周岁小儿，于七月七日、九月九日搽之。

---

① 大麻子：即蓖麻子。有毒，功能消肿拔毒、泻下通滞。

八、置妾

　　古者，自天子以及公侯、卿大夫，嫔御[①]妾媵[②]，视尊卑贵贱之等，以次而降，一以理家政，一以绵瓜瓞[③]也。近世来，仕宦之家，或有子而不置妾，或有子而仍置妾，义各有当，且姑勿论。至于士庶，理不宜畜妾，然中年无子，而正配有疾年衰，未经生子者，理不得不置妾。但置妾为嗣续计，非纵欲也。当择性情和平、气体强壮及容貌端正者为佳。慎勿贪艳丽，若此贪艳丽，此中受损处不可思议。语云有美必有恶，信不诬也！推之仕宦，虽妾媵，亦不得专取艳丽，况于士庶？至于男子年衰，精力不足，不妨娶少壮之妾，其生必蕃昌。《易》曰：枯杨生梯，老夫女妻是也。

---

　　① 嫔御：古代帝王、诸侯的侍妾与宫女。《左传·哀公元年》："今闻夫差，次有台榭陂池焉，宿有妃嫱嫔御焉。"杜预注："妃嫱，贵者；嫔御，贱者，皆内官。"
　　② 妾媵（yìng 应）：泛指侍妾。妾，旧时男人娶的小老婆。媵，旧时随嫁的人。
　　③ 绵瓜瓞（dié 叠）：原指一根连绵不断的藤上结了许多大大小小的瓜，后喻子孙昌盛。瓞，小瓜。《诗经·大雅·绵》曰："绵绵瓜瓞，民之初生，自土沮漆。"

九、受胎总论

《易》曰：天地絪缊，万物化醇；男女媾精，万物化生。男女生生之机，阴阳造化之良能也。而乃有不生者，惟以阴阳不交通，男女不和悦，则不絪缊不媾精，为天地不交之否，其何以化生哉？或谓微阳不能射阴，弱阴不能摄阳，则不成胎。但每见尫羸之夫、怯弱之妇屡屡受胎，而血气方刚、精力过人者，间亦不育，抑独何欤？或以妇人经水为主，但彼富贵之家侍妾亦多，其中宁无经水如期者，又有前夫频育而后夫不育者，岂能受于彼而不能受于此耶？大抵男女胥悦，阴阳交通，而胚胎乃结。夫妇之情，亲爱已笃，故在衽席之间，体未合而神已交，所谓絪缊化醇、媾精乃生也。阳施阴受，血开精合，所以有子。苟阴阳乖离，情意未合洽，则神、气、精、血四者先未交融，自难凝聚而妙合。《易》曰：乾道成男，坤道成女。千古不磨之论也。昔褚澄氏以男精女血先后至而分男女；《道藏经》以月水尽后一三五日奇数成男，二四六日偶数成女；《圣济经》以因气而左动则成男，因气而右动则成女；丹溪立论又以子宫左右之系而分男女。各执其见，似难为据。总以交感之时，百脉齐到为的。凡阳精之百脉齐到，胜乎阴血，则成男体；阴血之百脉齐到，胜乎阳精，则成女体。百脉齐到者，畅遂之极而无一毫勉强是也。盖两神相搏，合而成形，阴阳造化之妙。自无而有，此际变幻，非言语臆度之所可拘。以理推之，阳旺多男，阴旺多女，不外乾道成男、坤道成女义也。

仙经云：借问如何有我身，不离精气与元神。我今说破生身理，一粒玄珠是嫡亲。

或云种子论为富贵之人立法，若彼农民则不知此理而生育偏多，何也？殊不知男女居室，虽愚不肖，可与知与能，禽兽何知？而字尾亦有期耶。但富贵之人，身安志乐，嗜欲纵而形瘁，艳妻美妾，爱博而情不专。苟不为讲明理，则纵欲无度，空劳神思，终年不成胎孕也。夫郊野之民，形劳志苦，取乐不暇，一夫一妇，情爱不夺。至如交合之时，自然神思感动，情意绸缪^①，以积久有余之气，交久未合之身，阳施阴受，此所以交则有孕，而生育之多也。或曰富贵无子者信如所论，不孝有三无后为大，不识如之何而可使生子也。曰修德以求福，寡欲以养神，配必择良，药不妄饵，庶乎可矣。

五不男不可以为父，天、犍、漏、怯、变也。天者，阳痿不用，古云天宦是也。犍者，精冷如冰，俗云骡精是也一云外肾只有一子者。漏者，精清不固，常自漏泄，俗云鸡形是也。怯者，举而不强，或见敌不兴也。变者，体兼男女，俗名二仪，《晋书》以为乱气所生，谓之人疴。

五不女不可以为母，螺、纹、鼓、角、脉也。螺者，牝^②窍内旋如螺状也。纹者，窍小，即实女也，只可通小便而已。鼓者，花头绷急似无孔也或云户上有横骨也。角者，有物如角，古名

———————

① 绸缪（móu 牟）：紧密缠缚，意喻情意缠绵。
② 牝（pìn 聘）：指鸟兽的雌性，与"牡"相对。

阴挺是也。脉者，一生经脉不调也。

以上乃人道之变，主不生育，非药石能挽回造化者。今特拈出，以广见闻耳。

十、补遗

延年种子仙方

昔有张姓总督云贵，六十无子，有边帅呈送此方，服之妾众生十二子，年九十九岁，貌若童颜。

新棉花子取净仁，研去油，如粉，八两　当归身酒洗，五两　菟丝子酒淘净　枸杞子酒洗　於白术去芦，泔浸。各四两　黑芝麻去壳去油，六两。以上六味，拌蒸，日晒夜露九次，干透为末　大生地一斤，用黑豆二升浸汁，拌蒸，晒九次，每以砂仁末拌之，银刀切片，取十二两，再入砂锅，好酒煮一日夜，杵膏入药　大首乌重二三斤者，用银刀切去皮，每斤用桑叶四两、黑豆一升拌之，蒸晒九次，每次桑叶、黑豆去旧换新，净用乌十六两　白茯苓人乳蒸三次，八两　怀牛膝酒洗，蒸，六两

以上共末，同地黄膏炼蜜，石臼木杵千余下为丸。每服三钱，日三次，白汤送之。

女人无病者即可同服，如经不调不能成胎者，以药一半，加四制香附二两、人参二两、沙苑蒺藜焙三两，用蕲艾汤送下。

百龄丹

种子有验。

大地黄每两以砂仁一钱同酒煮，晒干　菟丝子酒淘，入罐封口，重汤煮一日，晒干　肉苁蓉酒洗，去甲并内膜，水浸淡，晒干，麸炒　蛇床子去粗皮，取细仁，以百部汤浸一宿，晒干，用煮地黄汁拌蒸数次，以香为度　柏子仁去壳去油　远志肉甘草汤泡，炒

以上各等分，加青盐十分减七，洗去泥。上七味，共细末，如铅瓶封口，重汤煮七香，取出。每服一钱，空心白汤下，酒更佳。

制鹿角霜法

以新鹿角截寸许，用米泔浸七日，刮净黄皮，再用米醋浸三日，取出，黄泥包裹，如大火中煅透，放土地退火气，捣粉用之。凡方内有角霜，每被肆中以熬膏枯角乱之，无益有损。特此申明，庶不有误。

续记 ①

上《卫生编》《树蕙编》与《村居急救方》《保产机要》凡四种，皆先大父②东澜公所集而梓也。大父以医名江左五十余年，望色听声，如见五脏。士大夫交相引重，以为国工。遇贫乏则不受其馈③，甚有转赒④之以药资者。生平广搜秘方，随时采录，即未成帙者，人得其方而传服之，亦多立愈。晋煇守先人彝训⑤，自少而壮，于手泽⑥何敢刻忘，鹿鹿尘缘，治生为急。岁辛丑，以梦溪先兄由部曹⑦出守豫省之汝宁⑧，佐理署务。归里后，遭严

① 续记：原无"续记"字样，据中缝补。

② 大父：祖父。

③ 馈：通"馈"，赠送。《篇海类编·食货类·食部》："馈，贻也。"清·朱骏声《说文通训定声·履部》："馈，假借为馈。"

④ 赒（zhōu 周）：接济、救济。

⑤ 彝训：尊长对后辈的教诲、训诫。彝，古代盛酒的器具，亦泛指古代宗庙的祭器。

⑥ 手泽：手汗，后多用以称先人或前辈的遗墨、遗物等。《礼记·玉藻》："父没而不能读父之书，手泽存焉尔。"孔颖达疏："谓其书有父平生所持手之润泽存在焉，故不忍读也。"

⑦ 部曹：汉代尚书分曹治事，魏晋以后渐改吏曹为吏部，但六部各司仍有称曹的。到明清时期，部曹成为各部司官之称。

⑧ 汝宁：位于河南省南部，区域主要包括今河南驻马店大部分及信阳部分地区。

慈^①见背^②，寻觅一抔^③，历有年所，窀穸^④之事方毕。岁月蹉跎，未暇经理，以致板多残缺。遇有奇症，访求旧本者来自远方。窃念先大父手集群书，订成数种，原冀流传奕世^⑤，永远济人。晋辉不克绍^⑥承祖志，抱愧实深。今年近六旬，精力日衰，若不亟为措办，必至朽蠹无存，罪孰大焉？因于庚申秋拨诸俗冗^⑦，将原刻各板检查，并求旧本细为校核。越明年冬，修辑完好如初。虽不敢谓医家之圭臬^⑧尽在兹编，然起危救急或不无小补，聊以体先人济世之志云尔。

嘉庆六年辛酉冬上浣^⑨孙晋辉谨记

---

① 严慈：严父和慈母的省称。

② 见背：谓父母或长辈去世。

③ 一抔（póu 剖）：一捧黄土。借指坟墓。

④ 窀穸（zhūn xī 谆西）：埋葬。

⑤ 奕世：累世，代代。《国语·周语上》曰："奕世载德，不忝前人。"奕，积累。

⑥ 克绍：能够继承。《尚书·周书·冏命》："俾克绍先烈。"

⑦ 俗冗：世俗间繁杂的事务。

⑧ 圭臬（guī niè 龟聂）：土圭和水臬，为古代测日影正四时和测度土地的仪器。比喻标准、准则、法度。

⑨ 上浣：上旬。

跋

晋献公赐毕万[①]魏，卜偃[②]曰：毕万之后必大万[③]，盈数[④]也。魏，大名也，先生其苗裔耶。所辑《树蕙编》为广嗣计，自"修德"至"置妾"共八条，礼以闲情，敬以遏欲，福善祸淫[⑤]之说，不惮[⑥]三致意[⑦]焉。得是编而存之，凡为氏族数且逾万必自魏始也。

白皋姜斗光拜手跋

---

①毕万：姬姓，毕氏，名万，是毕公高的后裔，侍奉晋献公，为司徒，因功封于魏城，子孙以魏为氏，故毕万为魏姓之始祖。

②卜偃：春秋时晋国卜官，不但掌管占卜，而且常因知识广博、智谋过人而为君王献策。

③大万：数极多。《汉书·刘向传》："营起邑居，期日迫卒，功费大万百余。"唐·颜师古注疏："大万，亿也；大，巨也。"

④盈数：指十、百、万等整数。

⑤福善祸淫：指行善的得福，作恶的受祸。《尚书·汤诰》："天道福善祸淫，降灾于夏，以彰厥罪。"孔传："政善，天福之；淫过，天祸之。"

⑥惮：畏难、畏惧。《说文·心部》："惮，忌难也。"段玉裁注："凡畏难曰惮，以难相恐吓亦曰惮。"

⑦三致意：也作"三致志"，即再三表达其意。《史记·屈原贾生列传》："其存君兴国而欲反复之，一篇之中三致志焉。"

校注后记

一、作者与成书

魏祖清，字东澜，号九峰山人，浙江金华汤溪人，清代医家，生卒年不详。魏氏随父迁居江苏丹阳，生活、医事均在丹阳，清光绪十一年《丹阳县志·方技》有云："世业医，随父游丹阳，遂家焉。"

魏氏不但"古今医家言皆息心研究"，更潜心经史而融汇医理，"尤邃于羲文、河洛之学。阴阳翕辟，倏忽变化，以及山川之所以流峙，草木之所以荣枯，无不抉幽摘髓，而通其理于医"（《树蕙篇·序》）与"王楼村式丹①、刘艾堂师恕②，交相引重"（《丹阳县志·方技》）。

魏氏医术精湛，为当时名医，"望色听声，如见五脏。士大夫交相引重，以为国工"，所著医书，"即未成牒者，人得其方而传服之，亦多立愈"（《树蕙编·续记》）。魏氏医德高尚，不爱钱财，"遇贫乏则不受其馈，甚有转赒之以药资者"（《树蕙编·续

---

① 王楼村式丹：指王式丹（1645—1718），字方若，号楼村，江苏宝应人。清康熙四十二年癸未科进士第一，官授翰林院修撰，著有《楼屯集》《四书直音》等。

② 刘艾堂师恕：指刘师恕（1678—1756），字艾堂，江苏宝应人。清康熙三十九年进士，官至内阁学士兼礼部侍郎，曾参与修纂《渊鉴类函》《康熙字典》等书。

记》），"游历淮、楚、闽、越间，储药以饲贫乏……止载得山经地志以归，家无担石弗问也"（《树蕙编·序》）。生平广搜秘方，随时采录，著有《树蕙编》《卫生编》《村居急救方》《保产机要》《千金方翼注》等。《卫生编》三卷为导引养生书，有刻本藏苏州市中医医院。《村居急救方》七卷，收于《三三医书》。《保产机要》未见，光绪《丹阳县志·方技》另载有《千金方翼注》，亦未见，二书当佚。

魏氏认为，"尽人事则可以言天"，如山川之变，圣人"教以修省，运以干济"，则"七政齐，高山奠，大川通"。"神农尝百草，黄帝岐伯制方药，历代名家祖述阐明而医学大备……只欲尽人补天体好生之意以广生耳。"同理，孕育之事虽曰天命，如后天"起居不节，饮食不慎，药饵妄进，甚者纵淫欲，伤七情"，影响精血、神气、心志，都是不孕不育的重要原因。魏氏因而"博采方书，取其醇者以为编"（《树蕙编·自叙》），于清乾隆戊辰（1748）辑成本书，名为《树蕙编》，"专为乏嗣而设"（《树蕙编·凡例》）。

书成之后，"岁月蹉跎，未暇经理，以致板多残缺。遇有奇症，访求旧本者来自远方"（《树蕙编·续记》）。魏氏之孙魏晋辉以六旬高龄，将其祖所著《卫生编》《树蕙编》《村居急救方》《保产机要》四种原刻各板检查校核，修辑完好，于嘉庆六年（1801）再版面世。魏氏著作能流传至今，其孙魏晋辉功不可没。

根据《树蕙编·凡例》"因搜罗古今名论、方药列为八条"和《树蕙编·跋》"自'修德'至'置妾'共八条"，本书内容应是八篇，已颇完整。后二篇"受胎总论""补遗"似乎游离于外，不像是魏氏原文，在哪个环节、何人补入，不得而知，存疑待考。

二、版本概况

如上所述，本书初成于清乾隆十三年戊辰（1748），根据《树蕙编·续集》所言"先大父东澜公所集而梓也"，知原来已有刻本。至嘉庆六年辛酉（1801）其孙魏晋煇重为刻板。但此二版现今均未得见，据《中国中医古籍总目》记载，《树蕙编》现存唯一版本为光绪五年（1879）丹阳魏树蕙堂刻本，上距成书已经一百三十余年。

清光绪五年（1879）丹阳魏树蕙堂刻本目前只有两个存本，分别存于上海中医药大学图书馆和苏州市中医院图书馆。上海中医药大学图书馆所藏刻本保存较为完好（其中缺1页），为一册，一卷，版框半叶尺寸 17.5cm×10.8cm，正文四十一页，每半页9行，每行25字。（图1～图4）

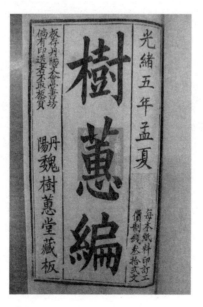

图1　上海中医药大学藏清光绪五年（1879）丹阳魏树蕙堂刻本书影一

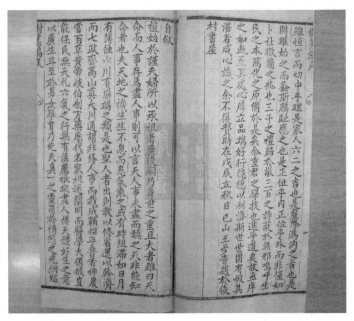

图 2　上海中医药大学藏清光绪五年（1879）丹阳魏树蕙堂刻本书影二

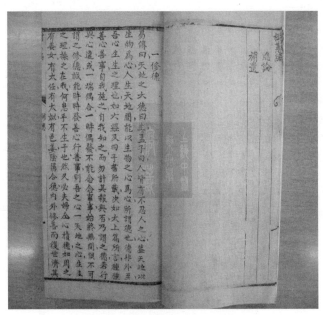

图 3　上海中医药大学藏清光绪五年（1879）丹阳魏树蕙堂刻本书影三

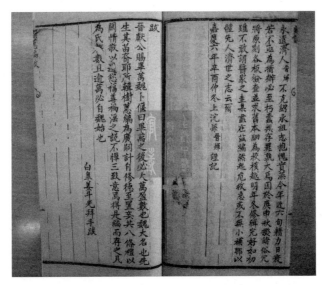

图 4 上海中医药大学藏清光绪五年（1879）丹阳魏树蕙堂刻本书影四

三、学术概要

"夫求嗣者，上承祖宗，下启后裔，诚非细故。"（《树蕙编·避忌》）生育后代是人生、家族乃至整个社会的一件大事，是人伦之本。生育本为人之本能，但有种种原因导致不孕不育者自古至今比比皆是，"有不生者，惟以阴阳不交通，男女不和悦，则不绷缊不媾精，为天地不交之否，其何以化生哉？"（《树蕙编·受胎总论）

《树蕙编》为中医治疗不孕不育症之专书，"是集专为乏嗣而设"，"补养、调经、保婴等方皆以艰于后嗣为重，其余他症故不采录"（《树蕙编·凡例》）。本书搜集古今名论方药，条列成论，对现代防治不孕症及提高生育质量都有较高的学术价值。

1. 孕育生子，修德为先

《树蕙编》首列"修德"论，专论生育种子首先要积德行善，加强德行的培养，多做善事。作者引《易经》云"积善之家，必有余庆"，认为"修德以求福"，"诚能时时发善心、行善事，则吾之心一天地之心，生生之理，操之在我，何患乎不生子也"！假若"过而不悔……身不诚则获罪于天，此无子之报也"。做好事、行善事则肝气条达、心胸开阔、神清气爽、心境泰然，有利于人体健康，当然也有利于子孙传承。

2. 寡欲固元，聚精养血

"求子之道，男子贵清心寡欲以养其精，女子贵平心定意以养其血。""求子者，男当益其精而节其欲，使阳道之常兴；女当养其血而平其气，使月事以时下。"(《树蕙编·药饵》)胎儿来源于父精母血，在男精女血充盈的情况下才有利于怀孕，而且胎儿质量较高，任何一方不足都有可能导致不孕，故孕育胎儿前应益精养血以固元气。《树蕙编·调元》批评："今之人童年斲丧，淫纵无节，以至精神枯耗，气日消损，安望其生子乎？"明确指出："夫元气之固，一言以蔽之曰寡欲。盖寡欲则积气储精，待时而动，故曰寡欲多男子。"并进一步阐述寡欲"不但色欲宜节，凡可动心者，更须一切禁止。凡心动则火炽，火炽则神疲，神疲则精滑，而元气之消损由之"。肾为精之府，肾气旺盛则精血充足而纯厚。若恣情纵欲，精液耗散，必然肾气亏损，不能受孕或受孕而子不寿，如《树蕙编·药饵》指出："纵欲无度则精竭……不惟无子，而且有难穷之害也。"保精应房事有节，养血当交接有度，寡欲养神，忍性戒怒，"善自调摄以养之，身既充盈，血气强壮，精神完固，何患乎不生子耶"。

如何聚精？《树蕙编·调元》则引"袁了凡先生曰：种子有聚精之道五。一曰寡欲……二曰节劳……三曰息怒……四曰戒酒……五曰慎味"，除了寡欲为基本要求，还指出饮食、精神、劳逸等生活的各方面都与养精固元有关。

3. 爱悦情笃，绷缊乃生

《树蕙编》强调，受孕种子要夫妻双方处于欢乐祥和的气氛中，心情舒畅，情投意合，这样才能阴阳感召，神气交融，阳施阴受而有子。如《树蕙编·受胎总论》曰："大抵男女胥悦，阴阳交通，而胚胎乃结。夫妇之情，亲爱已笃，故在衽席之间，体未合而神已交，所谓绷缊化醇、媾精乃生也。阳施阴受，血开精合，所以有子。苟阴阳乖离，情意未合洽，则神、气、精、血四者先未交融，自难凝聚而妙合。""一夫一妇，情爱不夺。至如交合之时，自然神思感动，情意绸缪，以积久有余之气，交久未合之身，阳施阴受，此所以交则有孕，而生育之多也。"假若感情不专一，或交合时情志不畅，则难以受孕，"富贵之人……艳妻美妾，爱博而情不专……终年不成胎孕也"。"有不生者，惟以阴阳不交通，男女不和悦，则不绷缊不媾精，为天地不交之否，其何以化生哉"。

4. 求子之道，男女同责

在封建社会中，女子在家庭、社会中都处于从属地位，婚后不孕，常认为是女方之过，会面对公婆的指责，邻里的议论，甚至是丈夫的抛弃。《树蕙编》在科学不发达的清代中期，能正视不孕症的病因，指出不应该将责任完全推卸到女方，男方也有同样的责任，这体现了作者科学严谨的医学思想。如《树蕙编·药饵》明确记载："大抵无子之故，不独在女子，亦多由男。房劳过度，施泄太多，精气如水，或冷如冰，及思虑无穷，皆难有子。"

5. 择时种子，吉时成胎

夫妻择时行房，是受孕的一大关键。《树蕙编·及期》曰：

"凡妇人一月，经行一度，必有一日绸缪之候。"所谓绸缪之候，是女子月经周期中由于肾中阴阳的消长、人体气血的变化而周期性出现的受孕之最佳时机，即西医所说的"排卵期"。但书中对行房种子的时间选择有误，"候经尽之时，方行夫妇之事"（《树蕙编·及期》），经尽之时正是安全期，如何求嗣？这也是一些中医广嗣书的一个通病。

早在先秦时期，先人们就已经重视天时节气对孕育的影响，如《礼记·月令》曰："雷将发声，有不戒其容止者，生子不备，必有凶灾。"《树蕙编》也很重视生子的吉时，"宜天德月德，天月德合，三合六合，益后续世诸吉日。宜旺相日，春甲乙寅卯，夏丙丁巳午，秋庚辛申酉，冬壬癸亥子"。极力反对在天时不利的时候交接生育，"凡交接最忌酉戌亥三时，天地至此而人消物尽，人身至此而精竭神疲，所生之子，必多夭折"。凡遇"大寒、大暑、大风、大雨、雷电虹霓、天地晦冥、日月薄蚀、晦朔弦望、月煞月破、二社三伏"，"四绝日"，"四离日"，"男女本命日"，等等，都忌受孕。另外，《树蕙编·避忌》特别指出"神力劳倦、疾病初愈、大醉、大饱、大饥、悲忧怒恐"时最忌受孕，很有医学道理。

6. 种子之秘，心肾相交

肾主藏精主生殖，为先天之本，历来种子受孕均重视调肾。《树蕙编》不但重视肾在生殖中的核心作用，更强调心肾相交的临床意义。《树蕙编·调元》曰："心主血而藏神，肾主精而藏智，心神外驰则精气内乱，焉有静一清宁之气绸缪其间？""凡心动则火炽，火炽则神疲，神疲则精滑，而元气之消损由之。"指出："调摄之要，功在心肾。夫人之受胎，初生肾，天一生水也；次生心，地二生火也。”"肾水上升，心火下降，坎离自然交媾，在内之男女既合，而在外之男女自蕃矣。"《树蕙编·水火既济丸》进一步指出："种子之秘必心肾双补然后有获。"并精辟分析："肾主相火，心主君火，一君一相，本于天成，君宁相服，精血乃生。盖心之所藏者神，神之所附者血，血之所患者火也。火欲萌而火动，火动则血沸腾，而元神虚耗不能下交于肾，肾水虚寒，精因而妄泄。所以然者，由心火一动，则相火翕然从之，相火既动，则天君亦瞀扰而不宁矣，是以心肾有相须之义。"

7. 时弊辛热，极力纠正

当时对艰于子嗣者，医者往往以肾阳亏虚、宫寒不孕为认识，以辛热助阳药治之，《树蕙编》极力予以纠正。如《树蕙编·凡例》曰："遍检方书，每多助阳、暖宫之药，类乎房术而不能推详根本，故受害者比比。"《树蕙编·药饵》指出："今之求嗣者，不知滋养真元之旨，喜服辛热之药，以致阳火蕴隆，阴水干涸，祸及其身，岂止胎毒贻于子也。"《树蕙编·健阳丹》也谓时人"惑于邪术，以桂附辛热为内补，以蟾酥雅片为外助，阳未兴而内热已作。玉茎虽劲，顽木无用，而受其害者莫悔"。

8. 五子衍宗，广嗣首方

五子衍宗丸起源于唐代，在唐代道教著作《悬解录》一书中记载了张果献给唐玄宗的圣方"五子守仙丸"，即是五子衍宗丸的原方名。之所以称"五子"，是因为此方由五种以"子"为名的中药组成，传统中医又将不育称为"无子"，一语双关，别有意味。五子衍宗丸补肾填精、益阴助阳、涩精止遗，补中有疏，阴阳并调，不燥不峻，药性平和，适合久服，对不育症有较好的疗效，为历代医家所推崇。《树蕙编》对此方推崇备至，《树蕙编·五子衍宗丸》曰:"男服此药,添精补髓,疏利肾气,不问下焦虚实寒热,服之自能平秘。旧称古今第一种子方,有人世世服此药,子孙蕃衍遂成村落之说。"

9.胎成养护,勿忘胎教

《树蕙编·护养》曰:"胎前不可不慎为调摄,务使气血和平,则百病不生。若起居饮食调养得宜,绝嗜欲,安养胎气,则虽感别证,无大害也。"胎儿之健康、出生后体质之强弱,与怀孕时母亲的生活调摄息息相关,调摄失宜甚至会屡孕屡堕而不得子嗣。所以,《树蕙编》非常强调调理孕妇的饮食起居,以保证孕妇身体强健,胎儿正常孕育。

(1)禁房事:中医认为,胎气系于肾,怀孕后房事可伤及肾气而损害胎孕。《树蕙编》一再告诫受胎后不可再行房事,"结胎之后,更不可扰乱,再若妄交,胎亦动摇,即至子生必多胎疾","故古者妇人有娠,即居侧室以养胎气"(《树蕙编·及期》),"胎妊既成,此后切忌妄交"(《树蕙编·护养》)。关于妊娠忌房事的原因,《树蕙编·护养》中予以详细阐释:"盖儿在胎中,受母之气,母气足则儿气足,若妄交一度,则母必输精以应,则儿缺一日之养矣。况淫火著于胞胎,即成毒火,百病皆从此生,夭于痘者,往往由是……且胎系胞中,气血养之,静则神藏,欲火一动则精神走泄,火扰于中则胎堕矣,可知欲最当忌也。"现代围产医学亦认为,妊娠头两个月不禁房事会致宫缩,引起流产;后两个月不忌房事容易造成产道感染,致早产或胎盘早剥。

(2)调情志:《树蕙编》认为,怀孕后要调养神志,陶冶性情,保持心情舒畅,情绪安定,则五脏安和,气血流畅,从而确保胎元稳固,胎儿健康。《树蕙编·护养》强调"怀孕妇人,性宜宽缓，目不邪视，耳不邪听"，"思怒减少"。

（3）调饮食：胎儿赖母体气血以滋养，而饮食是气血生化之源，饮食得宜，有助于胎儿的生长发育。《树蕙编·护养》曰"母饱亦饱，母饥亦饥""食必忌辛辣，恐散其凝结；味必稍甘美，欲扶其柔脆""不饮酒，不食黏硬难化之物，不食煎炒炙煿并葱蒜姜椒辛辣等物"。一方面，要饮食有节，忌暴饮暴食、贪食偏食、辛辣恶臭，不宜肥浓，不宜炙煿醇醴；另一方面，要营养均匀丰富，使母子有足够的养料。

（4）慎起居：孕妇起居生活应有规律，适寒温，避风邪，劳逸适度，睡眠充足，则气血流通而胎易养易产。《树蕙编·护养》曰"母寒亦寒，母热亦热""寒暑必慎……不可仰卧星月下及当风坐卧沐浴""时时亦欲小劳，运动气血，则筋骨百脉流通，而后易产也""勿劳怒，勿牵重，勿洗浴""今之孕妇，好逸恶劳，喜静懒动，含羞娇养，以致气血不行，产育多难，皆自误也"，特别强调孕妇应适当活动，可使全身气血流畅，不仅有利于胎儿发育，也有利于顺利分娩。若终日饱食多睡，贪图安逸，则气血运行涩滞，母子均受其害。

子在腹中，除依赖母体以营养外，还随母听闻。母亲的视听言行与情感思维，都可能影响胎儿的发育和性情的形成。因此，孕妇应当通过自己健康有益的视听言行与积极的情感思维把一系列良好的信息传递给胎儿，这就是胎教。《树蕙编·及期》云："二月即次月也……当此之时，胎教之法不可不讲。常使听好言、见好事、闻诗书，操弓矢、淫听邪色不可令其闻见也。"《树蕙编·护养》也曰："欲子贤良宜看诗书。"即孕妇行为要端正，耳不闻非言，目不观恶事；性情上随和愉悦，不使不良心情影响胎儿，并通过多读诗书、多听礼乐以陶冶性情。这种重视孕妇品行修为、注重良好胎教思想在当今仍具有重要意义和借鉴作用。

10. 择配宜慎，勿贪美艳

择健康之配偶，对后代的繁衍昌盛具有重要之意义。《树蕙编》特列"置妾"专篇强调慎重选择配偶。此篇中首先提出了择偶置妾的标准，即"当择性情和平、气体强壮及容貌端正者"，性情和平是家庭和睦的基础，气体强壮是生育子女的先天物质基础，而容貌端正非美艳也，是人内在修养的反映。接着，《树蕙编》告诫置妾"慎勿贪艳丽"。外貌美艳历来吸引着人们的择偶之心，追求美貌本无过错，但美艳之色易于损精，如果美艳之貌下有刻薄之心，则亡国败家之例比比，故《树蕙编》强调"此中受损处不可思议"。

《树蕙编·自叙》曰："男女孕育，乃先天真一之灵萌于情欲之先，絪缊乐育之气触于交感之后。""孕育本于精血，精血本于神气，神气本于心志。"孕育种子，须男女双方均需有健全的生殖功能和健康的身体条件，更要男女双方要诚心求子，把握适宜的性交频度和受孕良机。本书篇幅较短，但学术思想丰富，在今天的不孕不育诊疗中仍具有较高的临床价值，同时对优生优育亦有借鉴作用。

当然，本书尚有一些不科学或须商榷的地方，如《树蕙编·妊娠诸忌》"食犬肉令子无声，食兔肉令子缺唇，食鳖令子短项……食雀肉令子不耻……食螃蟹令子横生"毫无科学依据，《树蕙编·护养》"诸转女成男法"纯粹是无稽之谈。但瑕不掩瑜，本书的学术和应用价值是值得肯定的。

《浙派中医丛书》总书目

原著系列

格致余论	重订通俗伤寒论
局方发挥	规定药品考正·经验随录方
本草衍义补遗	增订伪药条辨
金匮钩玄	三因极一病证方论
推求师意	察病指南
金匮方论衍义	读素问钞
温热经纬	诊家枢要
随息居重订霍乱论	本草纲目拾遗
王氏医案·王氏医案续编·王氏医案三编	针灸资生经
随息居饮食谱	针灸聚英
时病论	针灸大成
医家四要	灸法秘传
伤寒来苏全集	宁坤秘笈
侣山堂类辨	宋氏女科撮要
伤寒论集注	宋氏女科·产后编
本草乘雅半偈	树蕙编
本草崇原	医级
医学真传	医林新论·恭寿堂诊集
医贯	医林口谱六治秘书
邯郸遗稿	医灯续焰

专题系列

丹溪学派	伤寒学派
温病学派	针灸学派
钱塘医派	乌镇医派
温补学派	宁波宋氏妇科
绍派伤寒	姚梦兰中医内科
永嘉医派	曲溪湾潘氏中医外科
医经学派	乐清瞿氏眼科
本草学派	

品牌系列

杨继洲针灸	新浙八味
胡庆余堂	楼英中医药文化
方回春堂	朱丹溪中医药文化
浙八味	桐君传统中药文化